别让不懂
脊骨神经
医学知识耽误了您

赖志刚
谭顺斌 **主编**

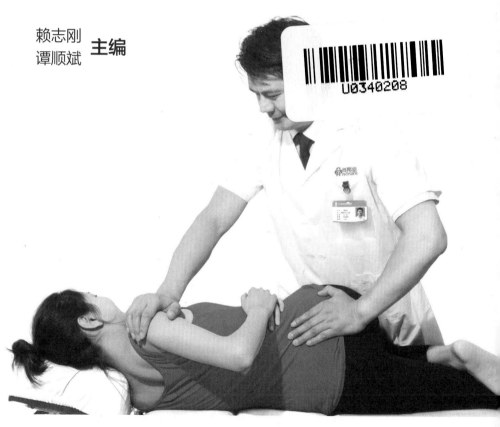

科学技术文献出版社
SCIENTIFIC AND TECHNICAL DOCUMENTATION PRESS

·北京·

图书在版编目（CIP）数据

别让不懂脊骨神经医学知识耽误了您 / 赖志刚等主编. — 北京 : 科学技术文献出版社, 2016.1

ISBN 978-7-5189-1017-5

Ⅰ . ①别… Ⅱ . ①赖… Ⅲ . ①脊柱病 — 防治 — 基本知识 Ⅳ . ① R681.5

中国版本图书馆 CIP 数据核字（2016）第 022152 号

别让不懂脊骨神经医学知识耽误了您

策划编辑：李晓玢　责任编辑：杜新杰 李晓玢　责任校对：赵瑷　责任出版：张志平

出 版 者	科学技术文献出版社	
地 址	北京市海淀区复兴路15号　邮编 100038	
编 务 部	(010) 58882938，58882087（传真）	
发 行 部	(010) 58882868，58882874（传真）	
邮 购 部	(010) 58882873	
官 方 网 址	www.stdp.com.cn	
发 行 者	科学技术文献出版社发行　全国各地新华书店经销	
印 刷 者	北京兴湘印务有限公司	
版 次	2016 年 1 月第 1 版　2016 年 1 月第 1 次印刷	
开 本	710×1000　1/16	
字 数	200千	
印 张	14.625	
书 号	ISBN 978-7-5189-1017-5	
定 价	45.00元	

前　言

脊骨神经学：脊柱的"保护神"

赖志刚

　　随着当代文明的发展，人们逐渐摆脱各种繁重的体力劳动，享受着舒适的物质和精神生活。然而生活的优越，反而让大家增添了更多的困惑和烦恼——身边越来越多的亲友被高血压、心悸、胸闷、头晕、失眠、记忆力减退、消化不良等各种症状所困扰，辗转于各大医院心血管内科、神经内科、消化内科，却百看不得其解，百治不见其效，仍然不知所以然。

　　2012年3月28日在中央电视台4套《中华医药》栏目播放，题目为《调理脊柱救心脏》，讲述的是一位来自山东济南的兰女士，因多年困于心悸、胸闷等各种心脏不适症状，四处就医，均未检查出心脏有任何器质性病变，一个偶然的机会被诊断为颈源性心脏病，通过脊柱调理后，心脏不适的症状才得以消除，患者重获健康。这对患者甚至是脊骨神经医学来说，可谓一道曙光。说到这里，我们不禁要问一句：你的脊柱还好吗？

　　脊柱就是人的脊梁骨，也被称为"龙骨"，是人体主要神经系统的保护罩和中枢神经的主要通道，脊椎健康对人体的功能影响非常重大，堪称人体的"第二生命线"，而近年来越来越多的脊椎疾患成为现代人健康的绊脚石，越来越严重地影响着人们的生活质量与寿命，"不治之症""不死的癌症""脊椎退化是铁的规律"等各种关于脊柱疾病的论述让人们感到如此无奈。

面对脊柱疾病已成为人类疾病谱中最大家族之一的严重趋势，被誉为绿色医学——脊骨神经医学正在被推广和应用，这就是解决这类症状和问题的最好选择，被称为"脊柱的保护神"。目前，脊骨神经医学是欧美发达国家十分推崇的医学学科，并且把它作为日常健康保健的首选方式。然而，我们国内大部分人却宁愿为自己的身外之物如汽车保养、面孔装饰等花费无限，也舍不得为最为珍贵的生命投资，尤其是身价颇高的老板，自己的身体还不如汽车尊贵。再新颖的衣服、再精致的妆容也不能弥补脊椎的小故障给你带来的伤害，所以我们呼吁所有的朋友，关爱健康，从关爱您的脊柱开始！这也是我要主导我的团队编著此书的初衷。

未来我们应该用开放的思维去拥抱脊骨神经医学，将祖国传统医学与脊骨神经医学整合，形成有特色的健康新思路，从脊柱健康管理开始，养护好脏器、系统，以达到人体整体健康。这样我们就能更好地享受和身体健康和谐相处的舒适状态，让身体少得病、晚得病、病后早康复。

为了让广大读者朋友阅读此书确有收获，我们没有引用生硬复杂的专业术语，也没有专门做学术方面的讲解，而是尽量用通俗易懂的语言，以科普为主的方式，为大家介绍脊骨神经医学相关内容，所以本书仅为科普读物。如果有朋友对这方面内容感兴趣，可以与我们共同探讨，帮助我们将脊骨神经医学更好地服务并传播于大家。

一个新专业的出现与发展来之不易，脊骨医学的先驱们当初面对各方的质疑而举步维艰，然而患者的需求和神奇疗效促使他们勇往直前。作为脊骨医学工作者，我们有义务将这种神奇的绿色医药及工作精神延续下去，做好您脊柱的"保护神"！

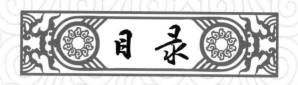

目 录

第三章　脊骨神经学与身体各系统密切相关

第四章　脊骨神经影像：病症诊断的利器保障

第五章　脊骨神经学的需求：脊柱不能承受之重

第一章

脊骨神经医学勇往直前的发展史

赖志刚

专注骨科医疗领域30多年，担任世界中医药学会联合会针刀专业委员会副会长，世界中联疼痛康复专业委员会第一届理事会常务理事，中华中医药学针刀专业委员会常务理事等，还担任四川省政协特邀委员。曾先后十余次受邀中央电视台中文国际频道、科技频道、军事频道专题访谈和报道，被央视军事频道《和平年代》栏目选为全国优秀复转军人，被央视科教频道誉为中国杰出骨科专家和骨医怪杰赖一刀。

擅长骨与软组织等疾病的诊疗与研究，在脊骨神经医学的预防、治疗、保健方面也有突出的研究成果。

第一节　爱迪生预言的印证

发现的过程，是看到别人看过的东西却能从中思考新的东西。

——著名发明家、物理学家汤姆斯·爱迪生

对于未来医学发展趋势，汤姆斯·爱迪生曾有过这样的预言：未来的医生将不给患者药物，而其兴趣在于照顾患者的骨架，是在于饮食、营养和找出致病的原因及做预防生病的人。

爱迪生的预言，在一门被称为**脊骨神经医学**的学科上得到了印证。"脊骨神经医学"俗称"整脊术"，是一门通过手法将脊柱进行矫正复位的学科。

脊柱病变是高发性疾病，它不仅侵蚀人体系统的健康，给身体带来痛苦的症状，大大降低人们的生活质量，还会让个人、家庭和国家蒙受巨大的经济损失。仅以位居脊柱最高节段的颈椎节段本身的病变举例，据称，美国每年有54万人受到颈椎病的困扰，每年的医疗费和经济损失达160亿美元。在英国，由于颈椎病，平均每1000名男性劳动者每年要失去627个劳动日，平均每1000名女性劳动者每年要失去374个劳动日。

在美国，"整脊"已进入医保。90%以上的颈椎、腰椎疼痛患者会去看美式整脊师。美国公民即使身体无明显症状，也会将整脊作为日常重要的常规保健方式。身体在遇到健康威胁时会不断进行自我调整和妥协，等到身体出现疼痛症状时，说明健康的威胁已经超过身体的自我调整能力。所以，最好不要等身体出现疼痛等症状时再对其进行保健。2000年，美国通过法案，使美式整脊师正式进驻美国军队。美国国家运动队也常备随队整脊师。

近几年，整脊之风已从欧美流行到日本、新加坡等国以及我国香港、台湾等地区。在香港和新加坡，大大小小的美式整脊中心均不下200家。在国内，2012年，美国生命大学脊骨神经医学已与清华大学体育部就运动人体科学达成合作协议。

第二节　藏在脊椎里的秘密

著名的脊骨神经医学奠基人丹尼尔·戴韦·帕玛博士（D.D.Palmer）精辟地阐述了脊骨神经医学的本义，他认为"……疾病，是因为神经系统受到干扰而引起的，其主要点是在脊椎神经出口的椎间孔"。他把神经正常功能受干扰的原因归结于相邻脊椎的轻度移位，并且把这种现象命名为"错位"（Subluxation），从而奠定了脊骨神经医学的基础。

脊骨神经医学学科包括诊断、治疗及预防因骨骼、肌腱系统毛病引致的神经系统及整体健康所衍生的各种病症。

脊椎是人体主要神经系统的保护罩和中枢神经的主要通道，脊椎健康对人体的功能影响非常重大。脊骨神经医学认为很多功能性疾病是由于脊椎、骨节、神经及肌腱系统的运作不平衡所引起，并强调功能性疾病的预防及治疗应以恢复身体功能平衡为主。脊椎矫正术的目的是使脊骨与中枢神经系统发挥最正常的作用，从而使人体体质得以改善，并进一步巩固身体的机能。

脊骨神经医学着重发挥人体原有的自身复原能力（本能），它不止局限于颈痛腰酸背疼的问题，像其他功能性失调如免疫系统或内分泌功能失调等，也与脊椎神经受压有极大的关系。

脊椎矫正术是以快速、窄幅和具有方向性的力量，把脊椎错位的关节向正确位置推去，恢复关节的活动能力及脊椎排列的正确位置，令错位关节周围的软组织减轻绷紧的程度、回复正常的功能，并舒缓神经受到的压迫和不正常的刺激，使脊椎与中枢神经系统发挥最正常的功能。

脊骨神经医生常用的医疗技巧主要是脊椎矫正术、其他关节矫正法、软组织疗法及关节活动性疗法，就是以双手调整功能性错位的脊椎、骨节及肌腱系统以使其达到正常的功能，令患者的身体功能恢复平衡，痛症消失。根据脊骨神经医学的理论，首先检查患者的病变是否因压迫脊椎神经而产生；如果检查证实病症所在，就可以在不使用任何药物的情况下，通过脊椎矫正术把被压迫的神经调整和纾解开，使其不再受到压迫，这样病症和疼痛就会自然而然地消失和解除。此外，脊骨神经医生也会使用一些辅助性的治疗，如超声波、电疗、针刺、矫形鞋垫等。他们还会指导患者学习有关人体工程学、正确的姿势、营养、复健练习等方面的知识，帮助他们进行适当的运动并养成良好的生活习惯。

脊骨神经医学近几年来在欧美迅速发展，如今在美国已经成为一个独立的医疗体系。脊骨神经医生和专家都是第一线的医疗人员，他们大都在美国、加拿大、英国及澳大利亚等地接受大学专业教育及训练，其中许多是毕业于脊骨神经医学院并拥有博士学位的。

第三节　脊骨神经医学突破冰盖

近代脊骨神经医学由美国医生丹尼尔·戴韦·帕玛（1845—1913）创立。一百多年前，他利用脊骨矫正术，帮一位耳聋了十七年的看门人神奇地恢复了听力，脊骨神经医学便迅速震惊医坛并传遍美国。经过几十年的发展壮大，美国现已有十七所合法立案的脊骨神经医学院，六万多位脊骨神经科医师（Dr. of Chiropractic，简称D.C.）。

一、帕玛：脊骨神经医学是一缕生命的阳光

1895年9月18日这天，对于耳聋了十七年的看门人Lillard来说是一个幸运日。这天，他偶遇了丹尼尔·戴韦·帕玛医生，并幸运地接受了他的治疗，走出了十七年悄无声息的世界。

那天帕玛医生准备关门回家时，向大楼的看门人Lillard吩咐了一些事情，但他发现Lillard似乎听不到自己的声音。这引起了他的注意，便耐下心来向其他人询问了Lillard的情况，这才得知Lillard已有十七年的耳聋病史，无论是钟表的嘀嗒声还是街上行驶的马车声，他都听不到。他的听力丧失，是源于一次意外事故。有一次帮朋友搬东西，当身体弯下去背脊挺直时，背部被重物猛砸了一下，自此他的听力就丧失了。

了解了Lillard的情况后，帕玛医生又对他的全身做了一个全面检查。帕玛医生发现他的第四胸椎棘突向后移位。帕玛医生做出的诊断是，若这个棘突复位，可能会对Lillard的听力恢复有所帮助。经过交流后，Lillard同意帕玛医生对他实施手法复位。当帕玛医生将棘突推回去时，奇迹发生了——Lillard先生的听力恢复了。

"这一切的发生，是我通过检查发现了问题，进而加以治疗，并得到了应该得到的结果，这绝不是单纯的巧合。"帕玛医生在后期的采访中向记者透漏。

脊骨神经医学源于西方的传统脊椎矫正手法，其渊源可以追溯到2500年前的古希腊时代。希波格拉底的名著"On Joints-关注关节"便涉及对"脊椎矫正手法"的阐释。希波格拉底有句名言是"认识脊椎，有助于我们治疗许多疾病"。（Hippocrates advised："Get knowledge of the spine, for this is the requisite for many diseases."）随着欧洲人的移民，这一古老的西方传统疗法也被带到世界各地。

1845年，帕玛出生于加拿大多伦多附近的皮克灵市（Pickering），20岁时随家人移民美国。早年，为了谋生他从事过养蜂、开学校以及杂货店的经营工作。直到1886年，一个偶然的机会，帕玛开始了他的从医生涯，为脊骨医学的发展做出了重要贡献。

在从医期间，帕玛运用相同的思路对大量的患者进行治疗，每次都以脊椎的棘突或横突作为杠杆来进行矫正，取得了许多意想不到的效果。帕玛认为尽管他不是调整脊椎的第一人，但他宣称是利用脊椎的棘突和横突为杠杆来进行脊椎矫正的第一人。他意识到一个新的专业诞生了——CHIROPRACTIC。Chiro来自希腊文Cheir，即"手"的意思，practic即"实践"的意思。他强调以手法为主，初次体现了其自然疗法的理念。

1897年，帕玛开办了第一所脊骨神经医学院——帕玛脊骨神经医学院（Palmer Chiropractic College）。但是，事业的发展并不是一帆风顺。1906年，艾瓦州颁布了新医学法，作为刚刚诞生的新专业——脊骨神经医学尚未为新法规所接受，帕玛面临着因违法行医而被罚款的处境，否则就必须坐牢。帕玛拒绝缴纳罚款而选择了后者。

在牢中，他写下了文章《一缕阳光》，以表达他坚持脊骨神经医学专业这一理念的决心，认为在人们对脊椎的健康全然无知、患者普遍苦于脊椎病的状况下，脊骨神经医学就是一缕希望的阳光。在经历了17天的牢狱之灾后，经家人的努力（在被迫交纳了2000余美元的罚金后），他被释放。之后，帕玛仍然致力于脊骨神经医学的推广。

他的盛名主要归功于他1910年出版的1000页作品《脊骨神经矫正者》。这是一部集科学、艺术和哲学于一体的教科书。这本书确定了他对脊骨神经医学的"发现"及界定，可谓是脊骨神经医学历史的开端，是里程碑式的事件。

1907年，帕玛的儿子Bartlett Joshua Palmer（简称BJ）接管了帕玛脊骨神经医学院，1913年帕玛医生死于美国洛杉矶。帕玛是脊骨神经医学的发现人，也是第一个为此坐牢的人。他的追随者们随后也付出了同样的代价，其中一位是已经80多岁的脊骨神经医师，他是美国历史上为脊椎事业坐牢次数最多的人——66次。

二、BJ：脊骨神经医学的发展者

如果说人们公认丹尼尔·戴韦·帕玛（D.D.Palmer）是脊骨神经医学的发现人，那么巴特利特·约书亚·帕玛（B.J. Palmer，生于1882年9月14日）就是脊骨神经医学的发展人和奠基人。

用"发展者"这个词来描述他为脊骨神经医学所做的贡献再恰当不过了。他开创了脊骨神经医学科学、艺术和哲学的新方向，并把帕玛脊骨神经医学院发展成全国最大的脊椎治疗和脊椎保健的医学院，到1920年，那里已经诞生了上千名脊骨神经医生。他通过各种媒体宣传脊骨神经医学——演讲，编小册子，写了27本书，并创建了自己的广播站；1922年、1930年他还分别买下了两家广播公司。值得一提的是，美国总统里根第一份广播电台主持人的工作就是BJ提供的。1942年，他还成功出版了广播推销术。BJ极具魅力，他发动学生通过脊骨神经医学拯救世界，并声称如果有必要的话，成为烈士也在所不惜，并在法院和立法机关完善脊骨神经医学条款之前，曾以脊骨神经医学代表的身份周游全国亲自验证。

多才多艺、精力旺盛的BJ，曾经周游世界各国，包括亚洲国家，著有《环绕世界》一书，并通过他的广播电台将他的游记与听众分享。在他的书中有这样一段关于中国的描述："中国，是一个迷信的、睡在金矿上的巨人，一旦醒来……中国曾经走来而后离去，但是如今，他们愿意再次走来。"无疑，他也是一位较早将中国人民介绍给美国的友好文化使者。

作为脊骨神经医学的发展者，BJ的功绩在于使脊骨神经医学发展成为一个新专业，如果没有他，脊骨神经医学也许就不会继续存在。

三、脊骨神经医学突破冰盖

作为西方民间流行几千年的关节治疗方法，脊骨神经医学正在以迅猛的势头发展，但尚未被法律界所接受，脊骨神经医师们的工作仍然处于主流医疗之外的状态。

1907年，脊骨神经医学史上发生了被称作第三大的重要事件，脊骨医生西格塔罗·马瑞库伯被指控无照行医治疗骨病。BJ邀请了著名的律师托马斯·莫瑞斯为其辩护，同时也为捍卫脊骨神经医学。最终托马斯·莫瑞斯说服了法官免去他 "无照行医治疗骨病" 的指控。他辩护说："脊骨神经医学不是传统骨病疗法（Osteopathy-美式传统骨病疗法，其有别于Orthopedic——西医骨外科），而是一种全新的治疗方式。"莫瑞斯的辩护词第一次在法律意义上把脊骨神经医学与美式传统骨科疗法和西医骨外科区别开来。陪审团很快认定马瑞库伯无罪，罩在脊骨神经医生们头上的冰盖被顶破了一个大洞。

他所提到的美国传统骨病疗法由安卓·泰勒·斯蒂尔（Andrew Taylor Still）创建于1896年，该疗法除了在医院做常规手术之外，还注重人体的整体分析与辨证论治的方法。目前美国约有63000名传统骨病医生，与美国脊骨神经医生数量相当。

1906年，瑟龙·蓝沃茨（Langworthy，1901年毕业于帕玛脊骨神经医学院）、欧凯丽·史密斯和米若·帕克斯顿共同撰写了《脊骨神经医学现代化》丛书。莫瑞斯以其为理论基础，它把脊骨神经医学与美式传统骨病疗法区别开来，率先提出"半脱位"和"椎孔"，首次把脊骨神经医学认为的最重要的神经与美式传统骨病疗法认为最重要的血液做对比。BJ以这些新原理创建脊骨神经医学的学说，指出大脑就像是"所有神经的动力"。1906年，BJ出版与其父亲合著的《脊骨神经医学科学——原理与矫正》；1910年，去掉他父亲的名字，更改书名为《脊骨神经医学科学——原理与哲学》，树立了新的正统脊骨神经医学哲学，并利用他的余生继续宣扬该学说。

他所主张的正统脊骨神经医学哲学思想的核心内容是，人体内存在着一种自我调节、自我治愈的能力，这种能力的体现很大程度上依赖于脊椎神经系统的正常传导，而脊椎神经系统的正常传导又依赖于脊椎系统的正常功能。因此，脊骨神经医生的责任不可局限于去除患者一般的脊椎症状，如脖子痛、腰痛等，也不可局限于一般脊椎相关疾病的治疗，如压迫脊神经而引起的手脚麻木、头晕头痛，及由于神经根受压而引起的某些器官功能的异常等，而应当不断地追求脊椎结构与功能的完美或相对完美，只有这样，人类的神经系统才能够得到最佳的维护，人体的健康才能够建立在最好的基础之上。

BJ同时坚持一个脊骨神经医生在接待一个患者的时候，不仅要以完全的、科学的态度进行工作，同时必须还要灵活地运用他们所学的科学知识，利用逻辑推理、假设、辩证及历史性等看问题的方法来分析患者的脊椎状况。这与当时美国西医学界主张严格按照实验科学的结论，按照教科书"成熟"的定论来进行诊断与治疗的常规模式显然有很大的不同。

BJ的主张与思想不仅不为西医学界所接受，在脊骨神经医学界内部也不被理解，因此就形成了以BJ为代表的所谓"正统"（Straight）脊骨神经医学，以及以蓝沃茨等一些医生为代表的"综合"（Mixer）脊骨神经医学两大学派。

与马瑞库伯诉讼案同步，BJ与蓝沃茨的学说形成了对抗——帕玛家族冲破了他们1906年的版本，从而与早期的蓝沃茨版本竞争，开启了脊骨神经医学的新篇章。脊骨神经医生与蓝沃茨的脊柱学竞争，组织了世界脊骨神经医学协会（UCA），可与蓝沃茨的美国脊骨神经医学协会相媲美。尽管蓝沃茨的学校、刊物及学会存在不久，但他们对脊骨神经医学的影响还是很大的。BJ坚持将汤姆·莫瑞斯的律师事务所作为世界脊骨神经医学协会的法律顾问，到1916年已拥有2500名医生会员，至1927年，先后捍卫了3300名脊骨神经医生的名誉。BJ成为世界脊骨神经医学协会的常任秘书长及"哲学律师"。尽管1912年他声明反对办理普通西医行医执照，但后来他却在很多州为办理普通西医行医执照出席作证。

他的立法策略是坚持脊骨神经医学是一种全新的治疗体系，坚持要有自己专业的医生执照、检测及学校。1958年，他特别强调脊骨神经医学与普通西医的明显区别——不同的思维，不同的原则，不同的研究方法，不同的治疗手段，不同的追求。

通过马瑞库伯的案件和案件中通过莫瑞斯提出的脊骨神经医学区别于常规骨科理论的新概念，开创了BJ的正统（Straight）脊骨神经医学哲学之旅，他旗帜鲜明地提出脊骨神经医学是S、P、U，即Specific"独特的"、

Pure"纯正的"和Unadulterated"不可随意混淆的"。

这一事件的重要意义在于，BJ不仅郑重地打出正统脊骨神经医学是独立于一般西医骨伤科的传统自然疗法，而且毫不妥协地区别于以蓝沃茨为首的混合（Mixer）或称非正统脊骨神经医学，从而开始了脊骨神经医学界"正统"与"综合"之间长达近百年的学术之争。

无疑，BJ对于"正统"的坚持使得脊骨神经医学在其之后的发展更为艰难曲折，但是其在学术上的意义却是重大的，在那样一个以牛顿实验科学系统为一切规范准则的社会体系中，他为我们创立了一个能够自圆其说的自然疗法治疗体系，使脊骨神经医生能够在对脊椎的治疗与健康维护方面达到更高的境界。脊骨神经医学在艰苦地坚持自然疗法理念的同时，争取到了应有的法律地位。而今脊骨神经医学头顶上的冰盖不仅在美国早已蒸发得无影无踪，而且国际上也获得了正式的承认。

四、维勒得·卡沃：自称脊骨神经医学的"建设者"

在帕玛、BJ为脊骨神经医学不断奋斗的同时，还有一个值得一提的人物——维勒得·卡沃（Willard Carver）。律师职业的经历使他成为帕玛的法律顾问和朋友，但是因为他个人不喜欢BJ，于是决定去爱荷华州奥塔姆瓦市的查理瑞帕克学校学习脊骨神经医学，并于1906年毕业。

作为一名律师，卡沃更明白脊骨神经医学必须有充分的科学基础才能在社会上广泛发展，因而他开始为建立脊骨神经医学的基础科学进行架构，并为之做了大量的工作，并自称脊骨神经医学的"建设者"（Constructor）。1908年，他回俄克拉荷马市拜访了自己的母校，在那里，与荣获"学科带头人"的帕玛不同，他被授予了国家级宪章——"科学先锋"称号，也是获此称号的第一。他分别在纽约、华盛顿特区和丹佛，建立了分校，其中丹佛分校后来成为自然医疗艺术大学，有权颁发脊骨神经医学、自然与物理疗法博士学位。卡沃还撰写了18本著作，其中一些与心理学有关，他的工作极大地推动了脊骨神经医学这个新事业的成长。

五、脊骨医学多元发展

同样是脊骨医师的约翰·法特兰·豪弗（John Fitzlan Howard），发现帕玛脊骨神经医学院的化学及人类解剖课程内容不足，因此决定从学院辞职，并于1906年在达文波特创办了国家脊骨神经医科大学（The National School of Chiropractic），后于1908年搬迁到芝加哥。他雇用了一些西医医生作为学校的教员以加强学校的基础医学科学，到1912年，学校新增了生理疗法专业（现代物理疗法的前身）。国家脊骨神经医科大学后来成为最强的"综合脊骨神经医学"大学之一。正因为如此，它成为BJ不满意的特殊对象。

1940年，国家脊骨神经医科大学校长——约瑟夫·简斯和弗瑞德·瑞克·伊利开始出版关于脊椎和骨盆机械物理研究的杂志，特别阐明了骶髂关节的功能。1943—1975年，伊利继续在他的日内瓦研究所进行人体静态和动态研究，之后研究所的工作由他儿子克劳德继续领导。而约瑟夫·简斯直到1985年去世时始终是综合脊骨神经医学的领导者。

国家脊骨神经医科大学的建立成为综合脊骨神经医学学派的重要发展基地，许多西医教职员工的加入为学校增加了"综合"的色彩，但是强调脊骨神经医学的科学性显然是无可非议的。虽然BJ坚决反对任何"非正统"的综合派思想，但是作为一个具有多元文化特性的、民主化的美国社会，任何权威者也不可严控他人的自由发展。如同脊骨神经医学可以在完全被西医控制的医疗界得以立足一样，非正统的综合脊骨神经医学也可以挣得自己的一席之地。

第四节　从黑暗到曙光

一、脊骨医学的革命：X线片的使用

1910年，乔伊·洛班（Joy M. Loban）创办了另一家达文波特学府——

脊骨神经医学环球学院，并于1918年与匹兹堡脊骨神经医学学院合并。他与利欧·史坦巴哈院长率先在20世纪20年代早期（1910年）研究采用直立全脊柱X线，这是一个具有革命性的事件，它结束了人们对于活体脊椎结构触诊及解剖的历史。一百多年来，脊骨神经医师们摸索出了一套科学严谨的独特拍片方法，及对X线片精细的分析、测量方法，使脊骨神经医师的治疗更精准、更细微，从而极大地降低了手法治疗的盲目性。

二、加州的全民公投

1916年对瑞特莱治医生来说是一个命运转折点。

因为拒付无照行医的罚款，瑞特莱治在加利福尼亚被监禁75天，这期间脊骨神经医学界发出了强烈呼声，在阿拉曼德脊骨神经医学学会所提倡的"为了脊骨神经医学宁愿入狱也不付罚款"口号的推动下，一年之内450名脊骨神经医师以"未来的基督教战士"为口号去监狱游行，最终促成1922年在全州范围内的公共投票，公投的结果是瑞特莱治获得了脊骨神经医生执照。

作为维勒得·卡沃的一名学生和帕玛的一名教员，图里斯·瑞特莱治（Tullius Ratledge）曾写道："我很荣幸结识DD.帕玛，并且从卡沃博士那里学到脊骨神经医学的基本原理。站在我的立场看他们的思维模式，我相信他们之间的思维比其他任何学校人士的思维都接近。"他还表示"从1913年到他逝世，我都把BJ.帕玛视为世界脊骨神经医学界的头领"。

1911年，他把学校从堪萨斯州迁到洛杉矶，并在1955年以前一直出任校长一职；之后，卡尔·克利夫兰购买该校并将其更名为克利夫兰脊骨神经医学院。全民投票胜利后，佛瑞德·瑞查德森州长相信他们是受到"无端指控"，所以赦免了所有关押在监狱里的脊骨神经医生。接下来洛杉矶脊骨神经医学院吸收了13所其他院校，将它们合并成为卓越的加利福尼亚脊骨神经医科大学。

三、NCM事件带来的重创

第八件重要的大事不仅没有起到促进脊骨神经医学发展的目的，反而给BJ和他的同仁们带来了灾难。

1924年，在年度校学术会和世界脊骨神经医学协会大会上，BJ决定把一种叫作热相诊断仪（Neurocalometer或是NCM）的仪器引入脊骨神经医学，该仪器由毕业于帕玛大学电子工程专业的德萨·艾维斯发明，主要用于测量椎体两侧皮肤温度热量差，它能够科学地辨认半脱位引起的后背体表的"热相"图。由于半脱位的存在，脊柱两侧肌肉的紧张度不同，会引起体表温度的不同，所查出的图像被认为有助于医生分析患者的脊椎状况，以及治疗前后的效果对比。

这个惊人的消息引起了众多支持者的注意。他倡议忠实的支持者采用NCM，也有许多脊骨神经医生拒绝使用它，过于强力的推销造成了十分消极的反弹，致使四大教授——史蒂芬·步瑞奇、哈瑞·韦德、詹姆斯·费斯和阿斯·汉德瑞克斯，以及大量脊骨神经医学书籍的作者随后离开了帕玛脊骨神经医学院，在印第安纳波利斯创办了著名的林肯学院。五年之内，PSC的入学率下降了90%，仅剩400人，校年学术集会由1921年的8000多人下降到1926年的700人；与此同时，玛瑞斯·费斯本成为《美国医学协会杂志》的编辑，他是一个知名的为维护医疗正常秩序反对各种民间疗法的卫道士，从此开始了强烈的反脊骨神经医学运动。

此后，BJ尽管名誉依然，继续出版图书及刊物，环游世界并进行商业合资，但他再也没有恢复自己的专业优势。20世纪30年代，针对上颈椎调整，他开发了一种新的治疗理论，命名为HIO（hole-in-one）。1935年，他建立BJ.帕玛脊骨神经医学诊所，为各处介绍来的较重的患者治疗，同时进行脊骨神经医学研究；虽然他也收集并发布了大量的数据，但未有实质性的研究成果。而在1949年之前，他坚决抵制将课程调整为四年制。BJ到1961年逝世前一直担任校长之职，而把学校日常的行政管理交给其他人。尽管如此，很多脊骨神经医生仍然认为帕玛学院是脊骨神经医学的源泉，BJ仍然享有脊骨神经医学发展人的崇高威望。他所创的HIO技术及寰枢椎是在整个脊椎机械力学中起主导地位的理论，更是将脊骨神经医学提高到了更高的学术水平，进一步验证了脊骨神经医学作为自然疗法与实验科学相结合所能达到的高度，是单凭经验累积或科学实验室研究所达不到的。

四、NCA的成立

1922年，由弗兰克·莫盖特组织的美国综合脊骨神经医学学会同世界脊骨神经医学协会合并；1926年BJ离开该协会；1930年，成立国家脊骨神经医学协会——NCA（The National Chiropractic Association），这个新的国家脊骨神经医学协会很快发展成最大的国家级协会，此举为保护被捕的脊骨神经医生、促进教育发展、更好地完善许可法、和谐公共关系做出了重大贡献。

1941年，BJ将脊骨神经医学局更名为国际脊骨神经医学协会，仍然是脊骨神经医学的重要组织。

1963年，为了合并两个国际协会产生了新的美国脊骨神经医学协会和规模相对较小的国际脊骨神经医学协会。

1987年，美国脊骨神经医学协会和国际脊骨神经医学协会首次联合，召开了第一次国家性联合代表大会，与会人士备受鼓舞。但是，西德·威廉姆（Sid William，美国生命脊骨神经医科大学的创始人）领导的国际脊骨神经医学协会否决了二会合并的提案，仍然保持独立。

因此，正统与综合的分离使脊骨神经医生们仍然处于不同的学会组织中，不过值得庆幸的是，他们在政治上的合作态度有所缓解。

五、"围剿"与"招安"

20世纪20年代，由于美国医学协会长期倡导的"遏制和消除脊骨神经医学"运动，无数脊骨神经医生冒着坐牢的风险继续战斗，无数个患者进行游行呼吁，脊骨神经医学终于得到了政府的认可，美国医学协会对脊骨神经医学的学术歧视也一度缓解，有意吸收脊骨神经医学作为其专业会员，但条件是脊骨神经医学必须改变其坚持自然疗法的主张，直到欧美爆发了一场惊心动魄的"非典"瘟疫，其范围之广、死亡率之高令欧美人至今谈虎色变，这一历史灾难奠定了脊骨医学的社会地位。

瘟疫过后某地区的相关报道显示：常规医疗门诊的93590个患者中6116人死亡，死亡率约为1/15；而据三处不同地方的统计，在脊骨神经医学门诊的患者之中死亡率分别为艾瓦州4735个患者中6个死亡，俄克拉荷马3490个患者中7个死亡；还有一份报道指出，233个已被常规医疗放弃治疗的患者在经过脊骨神经医生治疗后大部分痊愈，只有25例死亡。该报道披露后立即在全美掀起了脊骨神经医学发展的高潮，至1924年，全美脊骨神经医科大学的数量达到60余所。为此，当时作为脊骨神经医学带头人的BJ曾被授予"荣誉医生"的称号。

第五节　脊骨医学的春天

一、CCE的政府确认

到此为止发生的一系列事件的累积，最终使CCE的成立迫在眉睫。终于，1974年，脊骨神经医学教育评审会——CCE（The Council on Chiropractic Education）成立，并成为美国政府确认的专业认证机构。

早期脊骨神经医学的教育水平很低，到1920年，即使是18个月的课程也不会达到标准水平；到1932年，林肯学院、西部各州学院及国家脊骨神经医学院都设置了四年的课程。1935年，国家脊骨神经医学院建立了自己的教育标准委员会，委任克劳迪·威金斯为主席。这位蒙大拿西医科学家具有一个脊骨神经医生的眼界，他强烈谴责学界的教派主义，强调与各医

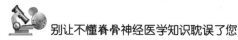
学高校合作，强调进行更多的临床研究，但由于反响不是很好而使他感到十分失望。

1941年，约翰·纽金特成为国家脊骨神经医学会委员会主席及教育部主任。同年，国家脊骨神经医学会认证了12家高校，按照纽金特制定的"亚伯汉姆·弗莱克斯纳的脊骨神经医学"标准执行。这都归功于多年来他走访国内各大高校鼓励四年制教学，每年九个月课时，并加强院系、设施和诊所建设，使之成为非盈利性的专业院校的结果。他说服了很多所学校解散或合并，并受到了8所高校的充分认可。1947年，委员会被重新命名为脊骨神经医学教育评审会——CCE。20世纪50年代，CCE制定了为期四年的标准课程。

1953年，威廉姆·阿尔福瑞德·巴顿在西部提出制定两年学院水平的进脊椎大学前的预科专业课。1968年，弗兰克·迪恩在巴尔的摩哥伦比亚学院由脊骨神经医学教育评审会审查通过。目前，至少三个州要求获取行医执照的条件是进行为期四年的脊骨神经医学教育之前要具备学士学位，即必须完成具有足够生物学学分的学士学位，才可以获得进入脊骨神经医学院博士学位学习的资格。

1974年，由于约瑟夫·简斯在全国、乔治·海恩斯在洛杉矶、杰克·沃尔夫在美国西北和来自密歇根州的有律师资质的脊骨神经医生奥维欧·海德共同的艰苦努力，美国教育厅承认了脊骨神经医学教育评审会CCE作为所有脊骨神经医学院的官方认可机构的资质。

1980年，国际脊骨神经医学协会接受了脊骨神经医学教育评审会的指定席位，从此，脊骨神经医学教育评审会的地位得到了巩固，很多脊骨神经医学院在脊骨神经医学博士学位外也开始提供生物学理科学士学位和解剖、营养、运动脊骨神经医学的理科硕士学位。

二、来自国会的重视

1975年，历史上首次众多首席科学家、各种临床医生、美国传统骨病医生和脊骨神经医生密切地聚集在一起，讨论"脊椎人工疗法（SMT）"。

这是由国家神经紊乱与脑血栓研究学术委员会在马里兰州贝塞斯达国家健康研究所举办的关于脊骨神经医学的会议现场，会议方要求美国国会紧急拨出高达二百万美元的经费，用来进行"独立、客观的脊骨神经医学专业的基础研究"。会议将"脊骨神经医学—Chiropractic"换作"脊椎人工疗法—Spinal Manipulation Therapy–SMT"的题目，是为了使脊骨医生和各科医生等都能够认同大家是在讨论一个彼此都能接受的主题。40个医生普遍都认同手法治疗脊椎可以减轻疼痛，特别是背部疼痛；同时也表示疗效和风险并存，尤其接受非医生治疗风险会更大。该问题在会上出现了意见分歧，甚至意见相反，但是最终的结论，大家还是一致认为一切要以精确的科学论证为基础。

除了学科间的学术交流与得到的相关结论，能够共同参加会议更具有积极的意义。日后的几年里，关于脊椎的跨学科会议使伯格、托比斯·考·霍尔德曼和格林曼共同编辑的出版物尤为重要。1982年，一位医学博士组织了"美国回馈社会"的活动，组织了西医、美国传统骨病学、脊骨神经医生和物理治疗师间的跨学科会议。在随后的10年里，开始了真正的跨学科研究，并给予国家卫生研究所重大资助，支持研究脊骨神经医学的科学原理，并开始承认脊骨神经医学的好处。

三、反垄断案事件胜诉

1976年，脊骨神经医学史上发生了一件意义重大的事件——切斯特·威尔克及其他几位脊骨神经医生发起的、反对美国医学会及其他10所医疗机构的反垄断诉讼取得了完美胜利。

本次诉讼历经15年，经历两个法庭审讯、两次上诉，直至5位医生请愿美国最高法院，要求调查美国医学会通过恶性限制传统西医与脊骨神经医学的合作，以阻止西医医生与脊骨神经医生相互学习专业知识，揭露其违反谢尔曼反垄断法案的行为，以回应1980年美国医学会诉讼案。这是23

年来对道德守则的首次重大调整，准许传统西医医生与脊骨神经医生有专业上的来往。

继而，1991年最高法院大法官苏珊·盖赞那指出："反垄断法并没有使其真正改变立场，甚至采取强制措施以令其改变也是有必要的。"她要求美国医学会公布其内部的相关条款。虽然当时美国医学会已经停止公开反对脊骨神经医学的宣传活动，但内部仍然宣称脊骨神经医学是无效的、不科学的，坚持反对脊骨神经医学组织提交的各种法案，如后来由克林顿总统批准的脊骨神经医生合法进入美军事基地医院工作的提案。

自从反垄断案事件胜诉以后，脊骨神经医生与传统西医的工作关系更加融洽，协商、转诊患者、医院工作人员的任命和学生的培训以及共同研究SMT，脊骨神经医学的发展从此更为顺畅。

四、进入医院

威尔克反垄断诉讼案后取得的另一个显著成果就是，在1985年后100多所医院及外科中心开始雇用脊骨神经医生，他们和传统西医医生、美国传统骨病学医生一样在医院为患者治疗，患者根据需要可以选择西医疗法抑或脊骨神经学疗法。脊骨神经医生不仅给患者矫正脊椎，还嘱咐患者进行必要的诊断测试，提供饮食方案及物理疗法。一些医院的脊骨神经医生给患者矫正时也像传统医生一样采用药物。

由于脊骨神经医学曲折、艰难的发展历程，一些脊骨神经医生正在慢慢学习如何与传统西医合作，这样也可以更好地帮助传统西医医生了解脊骨神经医生的职责。如此，患者将是最终的受益者。

五、在军方服务提案的通过

美国国会授权任命脊骨神经医生可在军队中提供服务，这使其拥有了和足医、西医、验光师、心理医生一样的社会地位。

其实早在第一次世界大战时，英国的脊椎医生巴克就开始为大不列颠皇家部队服务，继而美国的许多脊骨神经医生也开始踊跃报名参军，到第二次世界大战时，多达700名脊骨神经医生自愿参军为士兵们服务，掀起了每年各地议会为本年度当地基地医院是否继续接受脊骨神经医学服务而讨论的热潮。

由于受到西医反对派的顽固抵制，军方一直在任命脊骨神经医生方面进展缓慢，直到为军方服务的提案通过，脊骨神经医学医生在军队供职从此没有了法律障碍，很快政府也接受了对脊骨神经医生在老年医疗保险、医疗补助以及为学生提供资金上的支持，国家卫生研究所也对脊骨神经为军方服务提供了经费支持。

第六节　脊骨神经医学走向世界

一、各国官方的认同

值得庆贺的是，脊骨神经医学逐步获得了英国、加拿大及美国官方认同，这算是脊骨神经医学近代史上最重要的事件之一。

1992年，英、加、美等国对脊骨神经医学实行了宽容指导方案，方案分别由英国的米蒂等（1991）、美国的郝德曼等（1992）、加拿大的曼加等（1993）提交。1994年，美国临床研究机构发布的卫生保健政策及研究指南14号文件《成年人背部的严重问题》中，指责了医药和手术的过多干预，卧床休息、束身衣和腰带的依赖性使用，以及许多种物理治疗方式的不当使用。指南推荐了可以治疗大多数腰背部病症的手法，以及一些轻度的镇静剂、适量的运动和饮食方案。尽管没用到"Adjusting（矫正）"这个词，但该准则是美国政府正式认可的脊骨神经医学能够治疗颈、腰、背部疼痛的重要文件。

二、WHO指南成为脊骨神经医学新的开端

2004年12月，在意大利米兰召开的世界卫生组织（WHO）脊骨神经医学会议上，讨论了来自澳大利亚新莱姆顿（New Lambton）的Dr. John A Sweaney准备的指南原始文稿，并通过了《世界卫生组织脊骨神经医学基础培训与安全性指南》，最终公布于2005年。它认为："脊骨神经医学是一门关于神经—肌肉—骨骼系统病症及其对整体健康影响的诊断、治疗和预防的医疗卫生行业，是一种非常普及的手法治疗，已在世界范围内被广泛使用。目前约有40个国家和地区制定了相关的法律法规。"

同时，指南认为："世界卫生组织一直致力于推广和支持世界各国在国家医疗体系中合理使用安全而有效的药物、医疗产品和治疗方法，因此，制定有关脊骨神经医学教育和安全实践指南，包括脊骨神经医学中的禁忌，是十分必要的。"

至此，经过一百多年、数代医生的不懈努力，终于达到了脊骨神经医学自立于世界医学专业之林的目的。但是，大多数国家尚未立法，脊骨神经医学远未达到人类脊椎健康所需的广泛认同与全方位的服务，也远未达到像牙医那样的普及程度。

尽管如此，《指南》的公布对脊骨神经医学界来说仍然具有极为重大的历史意义，它不是脊骨神经医学事业的一个漂亮句号，而是一个新的开端。

三、脊骨神经医学在亚洲的发展

脊骨神经医学在亚洲的发展既曲折又富有戏曲性。早在20世纪80年代，日本、韩国、"台湾"、香港就兴起了对这个专业的研究，不同于日、韩、台不规范的快速发展，香港则避免了这样的混乱状况，并于1993年立法成立了脊骨神经医师管理局，简称"脊医局"。

早年的日本盛行类似中医的点穴、按摩，当留美的脊骨医生回到日本后，由于新专业尚无人认同，迫于生存的需要，便退回到DD.帕玛之前的

水平，到处教起脊椎的"矫正手法"。于是没过多久，过去满大街的指压按摩大量地被"美式脊椎推拿""美式脊椎指压"所取代。至今当你打开字典或通过网上翻译Chiropractic一词时，还会充斥着"脊椎指压""整脊"等不伦不类的受日本影响的中文翻译名词。这种没有任何医学背景的"学员"仅十几年在日本就达到近万人次，时不时出现的所谓的"矫正脊椎"给患者所造成的伤害，则是这种不规范培训的结果，这种发展自然受到了日本医疗界的诟病，同时也深为国际脊骨神经医学界所担忧。值得庆幸的是，近几年来日本脊骨神经医学的发展已经逐步走向规范化。

脊骨神经医学在台湾的"立法"情况较为复杂。当时有三种类型的人在从事矫正脊椎的相关工作：国外毕业的有博士学位的脊骨神经医师；岛内师从于他人（未必是科班毕业的脊骨神经医生）并经过短期培训却没有医学背景的实践者；有台湾医学院毕业文凭，同时又有国外脊骨神经医学院博士证书的医生。而第三种人由于在岛内有较强的影响力，在立法上倾向于必须具备两个博士学位者方可获得脊椎医生的行医执照，考虑到患者的利益，以及多年从事脊椎健康工作者的贡献，这种规定显然过于严苛。

值得称赞的是香港的立法工作进行得非常出色，资深脊椎医生Bruce Vaughan（英国脊骨神经医师）和Edward Li（李天德）是这一工作的主要推动者。

（作者系美籍华裔脊骨神经医学博士　Doctor　of　Chiropractic）

参 考 文 献

［1］HURWITZ EL，et al. 1996 Shekelle P 1994

［2］Gabriel SE，et al. 1991，Dabbs Vet al. 1995，Deyo RA et al 1992

［3］Manga，et al. Study funded by Ontario Ministry of Health. Canada：1993

［4］Study by the Danish Institute for Health Technology Assessment National Board of the Health Denmark. 1999

［5］Hurwitz EL，et al. 1996

［6］Evidence Report by the Duke University Evidence-based Practice Center. USA：2000

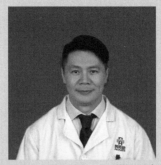

谭顺斌

中国针灸学会会员，四川省针灸学会康复专委会委员，四川省中医药学会针刀专业委员会委员，第29届北京奥运会国家队医师，康复医学科门诊部主任，曾应邀为克罗地亚国家队教练治疗颈椎病，从事骨科工作20多年，擅长运用针灸、针刀、刃针微创疗法结合手法于一体等技术对骨与软组织疾病进行诊治，现致力于脊骨神经医学功能的研究。

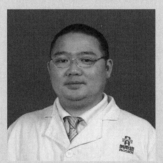

梁文军

副主任医师，疼痛科主任，擅长：三叉神经痛、带状疱疹后遗症、颈椎病、腰椎间盘突出症、下肢发冷、过敏性鼻炎、交感神经引起的病变等顽固性疼痛疾病。结合针刀、射频、低温等离子、臭氧、神经阻滞术等多种治疗方法，提高了疼痛患者的治疗效果。

2006年参加全国针刀医学复合型人才高级研修班，发表医学论文数篇。2014年被世界中医药学会联合会评选为世界中联疼痛康复专业委员会第一届理事会常务理事。

第二章

脊骨神经医学为您守护健康

2008年8月，第29届奥林匹克运动会的圣火在北京鸟巢点燃，这是中国历史上前所未有的盛大庆典，不同种族、不同语言、不同信仰的运动员、教练员、队医同聚五环旗下，交流各自的灿烂文明，挑战人类运动极限，共同追求更高、更快、更强的运动精神，为了保障祖国水球队的运动健将们顺利完成使命，国家体委在四川地区甄选了两名队医，很幸运，本人和同事受任于此，这也是我们医学生涯中最崇高的荣誉。

在北京奥运会的16天里，在领略奥运精神的同时，本人再次被一种叫作"整脊"的医疗手法深深地吸引——来自加拿大、美国的男子水球队的队医们一直在用独到的整脊手法给赛前训练后的运动员们治疗，不仅用于放松疲劳而紧张的肌肉群，还用于调理骨关节；凭借语言优势和医学经验，在和北美同行及运动员的深入交流中，本人得知这种疗法还可用于调治多种相关联的内科疾病。从这些北美运动员们在赛场上的状态与成绩看，该疗法切实可靠，效果显著。

这并不是本人第一次认识整脊手法。2007年11月，本人随队到塞尔维亚的贝尔格莱德参加交流，看见欧洲队的队医在做运动康复时和中国医生截然不同，他们利用人体生物力学及解剖学的原理进行整脊，对消除疲劳及肌肉的痉挛性损伤有即时的效果。本人也有幸去体验了一下，确实有种很轻松、舒适的感觉。

2008年春天，本人随中国国家男子水球队赴南欧的意大利参与训练与比赛的相关医疗工作。在工作间隙，目睹意大利运动医学专家用一种本人不太熟悉的整脊方法给从事不同项目的运动员做治疗。没想到几个月后，我再次近距离见证了它的神奇。

从此，本人对这一新鲜事物深度关注，如饥似渴地学习实践。初步运用即时学来的脊骨神经医学整复技术，给中国队、克罗地亚队、塞尔维亚队的教练员、运动员们治疗颈、腰椎病，并在其过程中适度融入中国的传统推拿松解术，疗效非常显著。

今天，本人信心满怀地带领自己的技术团队行走在源于北美的医学奇葩——脊骨神经医学的康庄大道上。

第一节　脊柱是人体的重要枢纽

一、脊骨神经医学推广的必要性

从前面的章节中，我们也系统了解到了脊骨神经医学的起源及其曲折而艰难的发展史。它在美国医学史重大革新时期得到了快速的发展，在那个时期，有众多医疗方法涌现，既可以选择常规医学治疗，也可以从众多替代医学疗法中选择。

世界卫生组织一直致力支持和推广世界各国在国家医疗体系中合理使用安全而有效的药物、医疗产品和治疗方法。因此，制定有关脊骨神经医学教育和安全实践指南，包括脊骨神经医学的禁忌，是十分必要的。

作为一种治疗方法，脊骨神经医学对操作者有着较高的技术要求。不同国家对脊骨神经医学的管理存在着较大差别。在一些发达国家，如美国、加拿大和欧洲部分国家，脊骨神经医学的法律地位明确，并且建立了正规的脊骨神经医学学位教育。在这些国家，脊骨神经医学有严格的从业规范和相应的符合认证要求的教育培训机构。

随着对脊骨神经医学医疗服务需求的与日俱增，其他医疗卫生专业人员也希望取得脊骨神经医学从业资格。有良好医学培训的北京从业者也可以通过转换课程取得作为脊骨神经医师所必需的专业教育和操作技能，这些课程还可以进一步拓展，以更加灵活的方式兼顾受训者不同的教育和既往的医学培训背景。

据最新数据显示，因脊骨神经紊乱导致的颈、肩、腰、腿痛的患者发病率不容小视——高知分子、政企领袖70%以上，中年人群50%以上，老年人群（60岁以上者）80%以上。现在，这种被誉为绿色医学的脊骨神经医学开始被推广和应用，为解决这类症状提供了最好的选择。

二、脊骨神经医学：用绿色方法解决健康问题

脊骨神经医学是一门关于神经—肌肉—骨骼系统疾病的诊断、治疗、预防，以及这些病症对整体健康状况影响的一门医学，致力于以天然非药物、非侵入性的绿色方法来解决健康问题。

脊骨神经医学的原理有别于其他医疗领域，这些概念和原理对脊骨神经医师具有非常重要的意义，也深刻影响着他们的医疗观念和方法。脊骨神经医学的核心是研究人体结构和功能，尤其是脊柱和肌肉骨骼系统的结构同神经系统调节功能之间的关系，并运用适当的方法恢复和维持人体健康。脊骨神经医学强调手法操作技巧，包括关节矫正和手法治疗，尤其侧重对关节错位的纠正。

在美国，脊椎矫正师有正式的医学学位与医师执照，也有自己的职业工会。而在中国台湾与日本，因受到中医传统推拿的影响，被加入很深的中医色彩，在理论上会参考中医的经络及腧穴学说，因此跟美国的脊椎矫正传统有些细微区别。

三、脊柱相关形成和运动功能

人类出生时的椎骨在椎体和两侧椎弓各有一个骨化中心，大约1岁时，胸、腰椎两侧椎弓完全融合；2岁时实现颈椎融合；骶骨较晚，大约在7～10岁融合，如果融合不良，会形成脊柱裂。颈椎的椎弓与椎体的融合为3岁，胸椎则为4～5岁，腰椎为6岁，骶椎为7岁或更晚，次发骨化中心在青春时期才出现（图2-1）。

如果把脊柱单独比喻成人体，那么脊神经则可以形容为人的灵魂，人体失去灵魂则失去生存的意义，而脊神经则赋予脊柱更伟大的使命。脊柱的分节和包绕神经管，是一个复杂的演化发育过程，在发育过程中由于脊椎的发育缺陷可形成半椎、楔椎、蝶椎、融合椎、移行椎，最常见的发育障碍是脊柱裂。较轻的脊柱裂多为腰骶椎骨的后弓没有合并，但脊神经正

常，表面皮肤正常或仅有小凹，或有色素沉着及毛发，因临床无症状，常在X线片中发现，称隐性脊柱裂；重者可同时有脊神经、脊膜或脊髓的膨出，产生相应的脊神经功能障碍。我们经常见到一些孩子因脊柱畸形而无法正常行走，除了怜悯与同情，我们更应该向社会传播如何缓解病痛的有效方法。

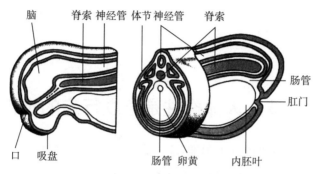

脑　　脊索 神经管　体节 神经管　　脊索　　　　　　　肠管　　肛门　　口　吸盘　　肠管 卵黄　内胚叶

图2-1　胚胎发育（脊椎动物）

新生儿的脊柱是由胸椎后凸和骶骨后凸形成的向前弯曲，这两个弯曲可以最大限度地扩大胸腔、盆腔对脏器的容量。婴儿出生时，颈部始呈稍凸向前的弯曲，出生后3个月，婴儿抬头向前看时，即形成了永久性向前凸的颈曲，以保持头在躯干上的平衡；18个月大的幼儿学习走路时，又会出现前凸的腰曲，使身体在骶部以上直立。这就是我们常说的人类脊柱的四个特有的矢状面弯曲，两个原发后凸和两个继发前凸。

脊柱在千百年的发育过程中，形成了四个生理弯曲，即颈曲、胸曲、腰曲及骶曲，颈曲凸向前，胸曲凸向后，腰曲凸向前，骶曲凸向后。这些生理弯曲适合人直立时重心稳定的需要，而且它等于使躯体安上了弹性装置，走、跑、跳时产生的震动能通过它减弱和消失，从而使脑和心、肝、肾等重要内脏得到保护。

完成四个生理弯曲的人类脊柱在站立位时，重力线应通过每个弯曲的交接处，然后向下以髋关节稍后方、膝踝关节稍前方而达地面。腰椎前凸在每个人身上并不一致，女性前凸较大；青年性圆背患者或老年性驼背患者，为保持直立位，腰椎前凸亦增加；老年人椎间盘退变后，颈椎及腰椎前凸可减少。脊柱的弯曲可协助椎间盘减少振荡，却使支撑力减少，所以在弯曲交界处容易损伤（如胸12，腰1），并形成慢性劳损（如腰4、腰5），成为腰痛的易发病处。

脊柱的前凸增加称前凸，常见于腰椎及骶骨水平位的人；过大的弧形后凸常见于胸部，如为骤弯则称为成角畸形，常见于骨折、结核；向侧方的脊柱弯曲称为侧凸。这些都影响脊柱的承重和传递功能，故为病理状态，可导致腰痛。

第二节　人体脊柱是直立行走的杰作

人体脊柱由24块椎骨（颈椎7块，胸椎12块，腰椎5块）、1块骶骨和1块尾骨借韧带、关节及椎间盘连接而成。从外部结构看，脊柱上端承托颅骨，下联髋骨，中附肋骨，并作为胸廓、腹腔和盆腔的后壁而存在；从内部结构看，脊柱内部自上而下形成一条纵行的脊管容纳脊髓；从功能上看，脊柱具有支持躯干、保护内脏、保护脊髓和进行运动的功能。脊柱正面看应该是笔直的，因为它的四周有坚强的韧带和肌肉附着。例如，贯穿全长的有能棘肌、各棘突、横突棘肌和间肌等，共同维持脊柱的稳定。而且，这些韧带、肌肉和背部、腹部的各种大小肌群密切配合、协同作用，使脊柱能灵活自由地后伸、前屈、左右侧弯和转体。

上节提到的脊柱的四个生理弯曲，随着生长发育而逐步形成。新生儿的脊柱几乎笔直；生后2~3个月，随着抬头、转侧等颈部活动，出现颈曲；7~9个月时婴儿会坐，由此出现胸曲；幼儿开始站立和走路后，出现腰曲和骶曲。不过，颈、胸曲要到7岁才定型，腰曲的定型则要到青春早期。如果太早定型，这些生理性弯曲通常还很不稳固，容易受到各种外界因素的影响，出现脊柱弯曲异常，因此在幼儿时期要格外注意脊柱的发育，及早发现问题，及时诊治。

一、脊柱整体观（图2-2）

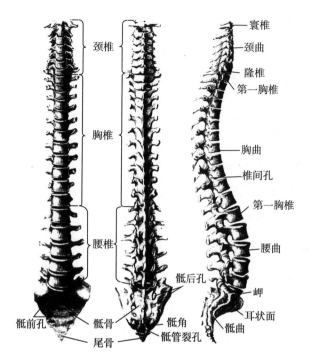

图2-2　脊柱的整体观

前面观

椎体自上而下渐加宽，第2骶椎最宽，与椎体的负重有关，自骶骨耳状面以下，重力传至下肢骨，体积渐缩小。

后面观

椎骨棘突连贯成纵嵴，位于背部正中线，颈椎棘突短而分叉，近水平位；胸椎棘突细长，斜后下方，呈叠瓦状排列；腰椎棘突呈板状水平向后。

侧面观

在正常情况下，脊柱有四个弯曲，从侧面看呈S形，即颈椎前凸、胸椎后凸、腰椎前凸和骶椎后凸。长期姿势不正和某些疾病（如胸椎结核、类湿性脊柱炎等）可使脊柱形成异常弯曲，如驼背（图2-3）。

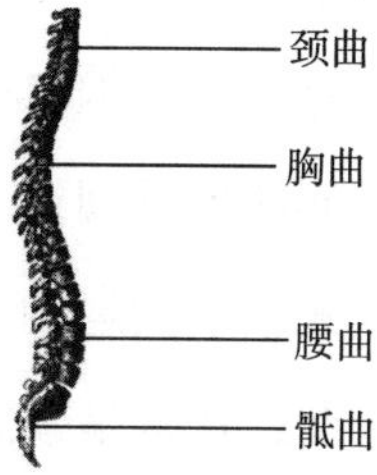

图2-3　脊柱的生理弯曲

二、脊柱的结构特征及主要功能

我们身边不乏脊柱疾病患者，目睹他们的痛苦，我们最需要做的是了解病痛原因并对症治疗。目前可以确定的是，脊柱疾病和损伤与脊柱受力的异常有明确关系，因此康复治疗和预防也需要对脊柱运动的生物力学有清楚的了解。

1.脊柱的结构特征

脊柱是人体运动的主轴，颈段支撑头颅，重心处于颈部前2/3和后1/3的交界处；胸段重心偏后（胸廓前后径的后1/4），与胸廓共同分解胸以上躯体的重量；腰段居中，甚至前凸，以支撑体重，它被多个椎体、多重关节（椎间"关节"、椎小关节）、众多肌肉和韧带紧紧围绕，并由四个生理弯曲组成，以满足脊柱的坚固性和可动性（柔韧性）。脊柱的活动有三维方向（前后、左右、旋转）和六个自由度（三个平动、三个转动），这样才能满足我们举手投足、弯腰取物、跑跳爬走等各种或简单或复杂或激烈的动作。

2.脊柱的主要功能

脊柱为人体的中轴骨骼，它复杂的结构特征决定了它的特殊使命，它是人体的支柱，有负重、减震、保护和运动等功能。

（1）支持和保护功能：脊柱的四个生理弯曲使脊柱如同一个弹簧，能增加缓冲震荡的能力，加强姿势的稳定性，椎间盘也可吸收震荡，在剧烈运动或跳跃时，可防止颅骨、大脑受到损伤，脊柱与肋骨、胸骨和髋骨分别组成胸廓和骨盆，对保护胸腔和盆腔脏器起到重要作用。

（2）运动功能：脊柱除支持和保护功能外，有灵活的运动功能。虽然相邻两椎骨间运动范围很小，但多数椎骨间的运动累积在一起，就可进行较大幅度的运动，其运动方式包括屈伸、侧屈、旋转和环转等项。脊柱的弯曲，特别是颈曲与腰曲会随重力的变化而改变其曲度。

（3）承载功能：脊柱的负荷为某段以上的体重、肌肉张力和外在负重的总和，不同部位的脊柱节段承担着不同的负荷，这些负荷都需要相应的关节、韧带和肌肉来维持。脊柱的负荷有静态和动态两种。静态是指站立、坐位或卧位时脊柱所承受的负荷及内在平衡，动态则指身体在活动状态下所施于脊柱的力。由于腰椎处于脊柱的最低位，负荷相当大，又是活动段与固定段的交界处，因而损伤机会多，成为腰背痛最常发生的部位（图2-4）。

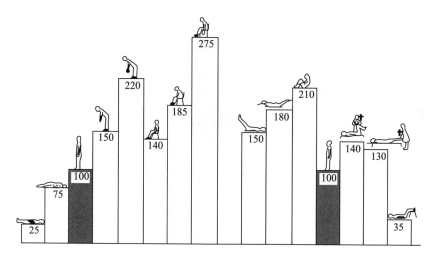

图2-4　各种姿势对应的椎间盘压力

三、脊柱的解剖特征

1.椎管

椎骨构成一个可褶曲的有效管腔，以容纳延髓和脊髓。

2.椎骨

由椎体、椎弓、上下关节突、棘突、横突构成。椎体前缘最薄弱，易于发生压缩性骨折。横突和棘突作为脊柱肌肉的附着点，是脊柱动态稳定性的基础之一。

3.椎间盘

内部为髓核，外部为纤维环。

髓核为半液态，由富亲水性的葡萄糖胺酸聚糖的胶状凝胶所组成。除了下腰椎的髓核位置偏后外，髓核均位于椎间盘的正中；髓核还同时具有稳定脊柱运动的功能，在伸展运动时，上方椎体向后移位，缩减了椎间隙后缘，髓核受挤向前方偏移。在前屈运动时，正好相反，从而使椎体获得较强的自稳性（图2-5）。椎间盘总厚度约为脊柱全长的25%，它受压时，髓核承受75%的压力，其余25%的压力分布到纤维环。白天站立和行走的压力使髓核丧失少量水分，而在睡眠或休息时由于髓核压力减小，水分又得到重新储存，因此早晚身高有2厘米的差异。20岁以后髓核对水分重储存能力减退。

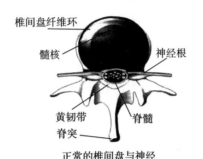

图2-5　正常的椎间盘与神经

纤维环为多层致密的结缔组织彼此斜行交织而成，由于提重物和年龄增长产生的微损伤使纤维环纤维成分增加，而使能复原的弹性成分相对减少，因此30~50岁的成年人纤维环易遭受损伤，继发髓核脱出而压迫刺激神经根。

4.椎体小关节

椎体小关节由相临椎体的上下关节突构成，和椎间盘的载荷分配随脊柱位置而异，一般承受0~30%的脊柱载荷，脊柱过伸位时小关节突承载负荷显著增加。

5.脊柱韧带

包括前纵韧带、后纵韧带、棘间韧带、棘上韧带和黄韧带，韧带主要作用于脊柱的静态稳定性，大多数脊柱韧带由延伸度较小的胶原纤维构成，黄韧带含有较高比例的弹力纤维。韧带还作用于拉伸载荷在椎体间的传递，使脊柱在生理范围内以最小的阻力进行平稳运动。

6.运动节段

是脊柱的最小功能单元，由两个相邻的椎体、椎间盘和纵韧带形成节段的前部。相应的椎弓、椎间关节、横突和棘突以及韧带组成节段的后部，椎弓和椎体形成椎管以保护脊髓。

（1）节段前部：椎体的设计主要是为了承担压缩负荷，上部身体的重量加大时，椎体就相应变得更大，因此腰椎的椎体比胸椎和颈椎的要高，其横截面积也大一些。腰椎椎体的尺寸增大，是它们能承受这部分脊柱所需的较大负荷。

（2）节段后部：后部控制运动节段的运动，运动的方向取决于椎间小关节突的朝向。第1、第2颈椎小关节突朝向横面，其余颈椎的椎小关节突均与横面呈45°夹角而与额面平行，从而能够屈曲、伸直、侧弯和旋转；胸椎小关节突的朝向与横面呈60°夹角，与额面呈20°夹角，使其能侧弯、旋转和少许屈伸；腰区椎小关节突的朝向与横面呈直角，与额面呈45°夹角，使其能屈伸和侧弯，但不能旋转；腰骶小关节突的朝向和形状使之能有某些旋转活动。

第三节　脊柱让我们灵活运动

脊柱运动一般是几个节段的联合动作，称之为偶联运动。脊柱运动的正常范围变异很大，有较强的年龄因素，脊柱整体屈曲50°~60°起始于腰椎。骨盆前倾和髋部屈曲增加脊柱前屈范围，胸椎的作用有限，虽然胸椎小关节的形状有利于侧弯，但肋骨会限制其活动。脊柱旋转主要发生在胸椎和腰骶部，腰椎的旋转也十分有限。

腰椎是脊柱主要承重部位，放松直立位时，椎间盘压力来自于椎间盘内压、被测部位以上的体重和作用在该运动节段的肌肉应力。躯干屈曲和旋转时椎间盘的压应力和拉应力均增加，腰椎载荷在放松坐位高于放松直立位，有支撑坐位小于无支撑坐位，仰卧位时脊柱承载最小，仰卧位膝伸直时，腰肌对脊柱的拉力可以在腰椎上产生载荷。髋和膝关节有支撑屈曲时，由于腰肌放松使腰椎前凸变直，载荷减小；附加牵引时载荷可以进一步减小。患者仰卧、髋和膝关节支撑下屈曲、脊柱前凸变平，牵引力可更为均匀地分布到整个脊柱。携带重物时，物体重心与脊柱运动中心之间的距离越短，阻力臂越短，脊柱载荷越小。身体前屈位拿起重物时，除了物体重力外，上身重量也产生脊柱剪力，增加脊柱载荷。

所有运动都会增加腰椎载荷，竖棘肌和腹肌运动训练应在脊柱载荷适合的条件下进行。双腿直腿上抬时腰方肌的活动最大，并使脊柱前凸，屈髋、膝限制腰肌活动后再行仰卧起坐可以有效地训练腹肌，但也使腰椎间盘压力增加。若活动范围仅限于躯干屈曲，头和肩只抬高到肩胛带离开桌面的位置，以排除腰椎运动，使腰椎载荷减小。胸前抱膝运动使腹外斜肌和腹直肌参与被动运动（图2-6）。

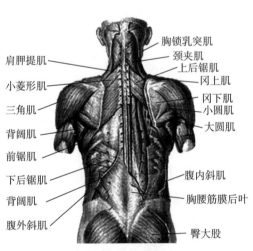

图2-6 人体背部肌肉解剖

骶髂关节为平面关节，它的韧带损伤、多动或少动、炎症等是下腰疼痛的主要原因。骶骨关节面覆有透明软骨，而髂骨关节面表面为纤维软骨；关节腔内有滑液，并有关节囊。随着年龄增长，骶髂关节的骨赘和关节强直的发生率很高，主要发生在男性身上，女性发生率极低。骶髂关节的骨性结构和强厚广泛韧带的结合形成了关节的自锁机制，当压力增加导致骶骨在髂骨表面向下运动和后韧带紧张，将两侧髂骨向中间靠拢，会像钳子一样将骶骨夹得更紧阻止髂骨的下降。

第四节　肌肉是脊柱的忠实士兵

人体做任何一个动作，除了骨骼、关节的支撑以外，肌肉起着不可或缺的链接作用。脊柱周边肌肉更是脊柱的忠实士兵，听从脊柱"指挥"，配合它做各种工作。

1.维持头和脊柱平衡的肌肉

（1）前：枕下肌、头长肌、颈长肌、斜角肌、胸锁乳突肌、腹直肌、腹内斜肌、腹外斜肌和腰大肌。

（2）后：枕下肌、横突棘肌和竖棘肌。

（3）外侧：斜角肌、胸锁乳突肌、腰方肌、腰大肌、腹内斜肌和肋间肌。

放松坐位或直立位时，这些肌肉仅有与姿势摆动有关的小量周期性活动，头部或头、躯干、上肢的重心移动或推拉躯干可直接激活肌收缩使躯干恢复平衡。

2.躯干运动和椎骨稳定

横突棘肌和竖脊肌的主要功能是脊柱后伸时协同稳定脊柱，闭链运动中腰大肌是主要动作肌和躯干固定肌。躯干肌的重要功能是固定胸廓、骨盆和脊柱，使肢体运动时可稳定颈部、肩部和髋部肌肉的起点。

3.前屈和抬高（膝伸直）

当人站立屈髋去触脚趾时，发生伸髋肌（主要是腘绳肌）和竖脊肌的离心收缩来控制屈髋和脊柱的向前弯曲。

4.蹲起和蹲下

从地面上提起物体的一种方法是屈膝、屈髋以及背屈踝关节。

5.肢体功能性活动

用上肢来抬高身体的动作有引体向上、俯卧撑、从坐位推起、拐杖行走等。这些运动的主动肌是肘关节屈肌（引体向上）、肘关节伸肌（推起）、肩关节内收肌和伸肌以及降肩胛骨肌的向心收缩。站起和坐下、深屈膝、上楼或下楼均有相似肌活动的形式。

从坐或蹲位上站立或上一级楼梯都需股四头肌的向心收缩来伸膝，以及伸髋肌特别是腘绳肌的向心收缩来伸髋。竖脊肌相关的等长收缩来保持和头和脊柱的直立位。下降身体去坐或蹲下或下一级楼梯则需股四头肌和腘绳肌的离心收缩来屈膝、屈髋以及竖脊肌的等长收缩。

6.维持躯干挺直

为了维持挺直的躯干，前面有腹肌、屈髋肌和伸膝肌的等长收缩。除竖脊肌保持颈部伸直外，其他的背肌相对不活动。上肢的肌离心收缩，躯干前部的肌和小腿肌继续等长收缩，来使躯体回到原来的位置。

第五节　你的健康脊柱做主

脊柱相关疾病，在中国古代医书中就多有记载。《黄帝内经》《灵枢·本脏篇》曰："视其外应，以知其内脏，则知所病矣。"特别是华佗夹脊理论的创立，就明确指出五脏六腑的病变为通过经络传输于脊柱两侧的腧穴上，如果在这些特异穴位上进行针刺、指压、按揉，就能对五脏六腑进行诊断和治疗。

经络学说中的督脉和足太阳膀胱经，均循行于脊背两侧部位。历代医学家认为督脉为"阳脉之海"，总督一身之阳气。足太阳膀胱经中五脏六腑均有腧穴走行于背部，《真气运行论》记载有庄周所言："缘督以为治，缘督以为经，可以保身，可以全生，可以延年。"这里所说的督脉"总督一身之阳气"，而阴阳互根，相为表里，阳生阴才能长。故全身十二经脉，都是缘督脉而发源的，所以说督脉是十二经的根本，因而背部的督脉线可作为治疗疾病的中枢治疗线。

《难经正义》曰："五脏之腧皆在背，肺腧在第三椎下，心腧在第五椎下，肝腧在第九椎下，脾腧在第十一椎下，肾腧在第十四椎下，又有膈腧者，在第七椎下，皆夹脊两旁，各同身寸之一寸五分，总属足太阳经也。"又注曰："胃腧在第十二椎间，大肠腧在第十六椎间，小肠腧在第十八椎之间，胆腧在第十椎之间，膀胱腧在第十九椎之间，三焦腧在第十三椎之间。又有心包腧在四椎之间，亦俱夹脊两旁，各同身寸之一寸五分总属足太阳经也。"因此祖国医学中许多治疗内脏疾病的疗法都常规地在背部进行。其实这就是最早脊柱相关疾病的诊断与治疗。

在这些阐述脊骨神经医学中，人们对脊柱相关性疾病的认识更容易了解，那么什么是脊柱相关性疾病？顾名思义，就是因为脊柱的原因引起椎体相对应的各种疾病，换句话说所谓脊柱相关性疾病是由于椎周软组织损伤、小关节错位、增生退变及脊柱周围组织的无菌性炎症，刺激和压迫了脊神经、内脏神经所出现的一系列综合征，但发生疾病的脏器或组织均与脊柱相互分离且有各自的功能。

随着社会发展、时代进步、工作强度的不断增加，脊柱相关疾病逐年呈快速上升趋势，而发病年龄则呈下降趋势。从开始的中青年发病，逐渐发展为15岁以上的青少年发病，因为青少年学习压力增加，负荷加重，长期伏案学习，使头颈部后群肌肉长期性静态拉力损伤，引起静力性肌损伤，引发青少年出现脊柱相关性疾病，如颈源性头痛、视力障碍、健忘等相关症状。据统计，青少年发病率占20%～25%，20岁以上占30%以上，30岁以上占35%，40岁以上占45%～50%，而50岁以上占60%～75%，70岁以上占85%。

现在更多的人开始重视脊骨神经医学，脊柱相关疾病逐渐演变成危害人类健康的百病之首。近期，国内外许多从事人体脊柱与健康研究的专家学者指出：人体衰老与疾病的根源，主要源于脊柱本身的病变与衰老，因而呼吁人类重视脊柱、保护脊柱，延缓其退变，防止其衰老，这样才能预防和控制脊柱病变及脊柱相关疾病的发生。

一、脊柱相关性疾病的理论学说

1.椎管内外无菌性炎症的病理机制

脊椎病变及脊柱相关疾病的发生、椎管内外软组织损伤所引起的无菌炎性反应，炎性致痛物质一方面刺激神经根鞘及神经根周围的痛觉纤维，引起颈肩腰腿痛等病症；另一方面，导致无菌炎性软组织粘连、结节构成的炎性粘连物，累及椎周的脊神经、交感神经节，出现临床脊柱相关性疾病。这些所累及的症状，上至头颅部，下至足趾，同时可累及深至内脏、浅至皮肤的相关症状，涉及临床各科，如内科病症、神经外科病症、心脑血管病症、五官科病症、口腔科病症、妇科病症、儿科病症、男性科病症等。

2.脊柱立体三角动静态失衡原理

脊柱作为人体骨骼框架的中心力轴，是由多节动态椎骨与其间的椎间盘、椎间关节及椎周的肌腱、韧带稳定结构紧密联结，构成的人体三维动态的中心平衡力轴。脊柱的稳定是靠周围的肌腱韧带构成的无数立体三角区来维系其全方位、多角度的运动，构成脊柱的各个组成部分之间以及脊柱与内脏功能之间在机构上的联系、在功能上的协调、在病理上的影响。脊柱及其联系的各个组织器官不同的功能，又都是整体活动的一个组成部分，从而决定了它们之间在生理上是互相联系，在病理上则是互相影响的（图2-7）。

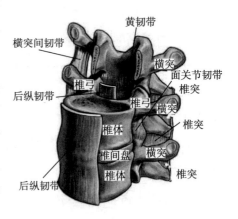

图2-7 脊柱的韧带

二、脊柱相关病的常见病因

脊柱相关疾病的发生是由多种原因引起的，而且其作用于人体的过程也是十分复杂的，从病因作用于人体的时间顺序看，有先天及后天因素之分；从病因的来源来看，有外在和内在之别。

1.外在因素

（1）肌源性软组织损伤因素：椎周软组织急慢性损伤，形成脊柱周围无菌炎症，软组织机化、粘连，形成无菌结节，刺激或压迫椎周的脊神经、内脏神经，引起临床相关综合征。

（2）骨源性动态失衡因素：脊柱急慢性损伤造成脊椎本身的椎间关节错位、小关节紊乱、骶髂关节半错位或尾骨偏歪，均可引起脊柱力学平衡失调，出现脊柱功能障碍。同时，脊椎错位的关节也可刺激压迫脊神经及交感神经节，出现临床症状。

（3）局部炎症：如下颌淋巴结炎症、咽喉壁急慢性炎症。咽喉部的细菌和病毒可以沿淋巴管扩散到颈。

2.内在因素

（1）退行性改变：属于脊柱相关病的内在因素，多是由于椎间盘及周围的肌腱、韧带的退行变，椎间盘是脊柱中退变最早的单位，正像潮起潮落、日升日落一样，当人体20岁以后，一旦停止生长发育，标志着人体物极必反，开始椎间盘退变。椎间盘退变是三位一体的，当间盘三位一体退变之后，造成脊柱周围关节稳定性结构破坏，使脊柱椎轴发生动力学改变，容易引起脊神经或内脏神经受到刺激压迫，出现临床相关的症候群。

（2）精神状态：人的精神状态不仅与发病有关，还与疾病的康复密切相关。长期处于精神紧张状态，背部肌肉就一直紧张，导致背痛的发生，如长期处于精神紧张状态，背部肌肉就不能放松，在左右侧肌肉张力不等的状态下，高张力侧肌肉的收缩，就会导致头痛、头昏背痛等的发生。

三、颈椎病何为百病之首？

"脊柱犹如一条龙，纵看成岭侧成峰；上下相连成'S'，前二弯曲二后挺。"前面我们也提到，人体脊柱从侧方看犹如一条游动的龙体，是个非常形象的比喻，四个不同的弯曲构成了人体躯干部整体的挺直。自然的曲度分解了人体的重量，保护了内脏，缓解了大脑的震荡。而人体之所以能直立行走，从生物力学方面，脊柱的四个自然的"S"形曲度，构成了躯干与下肢的杠杆力作用。

人类从类人猿进化而来，猿类之所以不能直立行走，是因为猿类的脊柱是笔直的，因此猿类不能抬头，不能昂首挺胸。当人类刚刚降生后，处于一种平躺状态，新生儿的脊柱是笔直的。经过尸体解剖发现，三个月后，脊柱出现第一个弯曲——颈曲屈度，因而能够抬头；六个月的小儿，形成了脊柱的第二个弯曲——胸曲屈度，因而能够坐起；一岁时小儿的脊柱形成了第三个脊柱弯曲——腰曲屈度，因而能够行走。一岁以后，小儿骶曲屈度发育得更加完美，可以奔跑、跳跃自如。

对于静态的脊柱，所有的力都处于平衡状态。整个身体在松弛状态下与外在环境的关系，主要依靠体重和地面应力来维持，即为静止性外在平衡。而通过以椎间关节旋转活动为中心，把所有力量的合力调节到与脊柱相平衡的状态，即为静止性内在平衡。当人体的重心落在支重区以外时，人体的内外平衡系统将进行调节，如利用骨盆倾斜、脊柱侧弯等，使重力中心重返支重区内。

颈椎病在整个脊柱病变和脊柱相关性疾病发病率最高，颈椎在解剖学方面占整个脊柱的不足1/5，是由于颈椎微细解剖结构复杂，神经血管分布丰富。脊柱生物力学方面，上承头颅，下连胸廓，颈椎处于颈胸关节的杠杆力支承点，为颈胸关节的动静交点，同时，颈椎在整个脊柱当中活动度最大、活动最频繁，因而，颈椎病变发病率最高，相关疾病最为广泛，累及临床各科，其累及症状可以说上承头颅，下联足趾，浅至皮肤，深至内脏，是无所不至、无所不及的。据不完全统计，颈椎病所累及的症状有

100多种，占整个脊柱相关病近50%。所以，颈椎病及颈椎相关疾病被称为脊柱病百病之首。

当颈椎上段，环枕关节、环枢关节以及颈3以上出现软组织损伤，筋膜挛缩，小关节错位，可累及颈部的枕大和枕小神经、耳大神经、枕下神经及椎动脉，临床上可出现脑部相关性疾病、头面部及五官科疾病；当颈椎中下段软组织损伤，小关节错位，累及脊神经及颈交感神经的中节及下节的星状神经节，临床上可引起内分泌系统、神经系统及循环系统疾病。

四、胸椎相关疾病的发生

在整个脊柱中，胸椎位于颈椎下端，由于胸廓的支撑，从生物力学方面来说，其活动度小、活动频率少，胸椎相对平衡稳定，因而胸椎病变及胸椎相关性疾病较少。由于胸椎为前曲状态，因而脊柱炎造成的驼背及老年退行变驼背时，其高发节段往往在胸椎段。由于胸椎下段处于整个脊柱中高应力中段，因而高位跌扑伤压缩性骨折往往发生在胸椎下段的胸腰关节周围。

定期做脊柱的健康保养及检查，就像日常生活中的汽车保养是一样的，不论你的汽车有没有问题，你都会到4S店按时保养，你会关注给你的爱车做了哪些方面的保养，有没有做四轮定位，等等。你如此珍惜你的爱车，有没有对自己的健康进行保养呢？这是我们经常应该思考的问题。

五、承上启下的腰椎、骶椎和尾骨

在整个脊柱中，腰椎处于脊柱的中下段，上承胸廓、下联骨盆，从脊柱生物力学方面来说，腰椎的生物力学正像颈椎一样，处于胸廓的动静交点与骨盆的杠杆力支撑点，再加上腰椎在脊柱中活动度较大、活动频繁，承载负重力较大，因而腰椎的软组织病变及脊柱相关性疾病较多。腰椎与骨盆之间正像"船帆关系"，脊柱像帆，骨盆如船，当骨盆偏歪、旋转移位，以及左右髂峰高低不等，往往会造成脊柱的侧弯、前倾、后仰，或椎体前后滑脱，同时会引起下肢的长短腿、阴阳足、外八字等相关的腰腿痛症候群。

腰椎病变中最常见的有腰椎间盘突出症、腰肋韧带损伤、髂腰韧带损伤、腰三横突综合征、腰肌劳损、腰椎骨质增生症、腰背部肌筋膜炎等。这些病变皆是导致腰腿痛的常见病、高发病。

腰椎的软组织损伤、筋膜挛缩、小关节错位累及脊神经、交感神经节所致的脊柱相关病，多见的有泌尿系统疾病、肠道疾病及腰骶关节以下所致的生殖系统疾病。

骶椎位于脊柱下段，骨盆的后方中流砥柱部位，骶骨上承腰椎，下连尾骨，左右构成整个骨盆的一体框架。由于骨盆后方的骶后孔发出了四对骶神经后支，分布在骶髂筋膜区及骶髂关节周围，其骶前孔发出了四对骶神经前支，支配盆腔脏器；骶椎2~4节骶髓侧角分布有副交感神经低级中枢，当骶髂关节半错位、骶髂筋膜挛缩，可造成局部供血障碍，可导致副交感神经低级中枢兴奋性降低，致使内外生殖器血运障碍、功能下降，引起盆腔病变及男女生殖系统疾病。

尾骨属于脊柱下端的末端尾状椎骨，纵观脊柱整体呈悬吊状。由四块退化的尾椎融合而成，上接骶椎，其周边附有骶结节韧带、骶棘韧带，骶结节韧带纤维呈扇形，起于骶尾骨的侧缘，集中附于坐骨结节内侧缘，骶棘韧带位于骶结节韧带的前方。两条韧带对于维持骨盆的稳定有重要意义。两韧带前方有骶丛神经末端及椎前交感神经节构成的奇神经节。当骶髂筋膜挛缩或骶髂关节半错位，或者尾骨偏歪，刺激压迫了骶椎的交感神经低级中枢及尾椎前面的奇神经节，从而出现的临床症状（图2-8）。

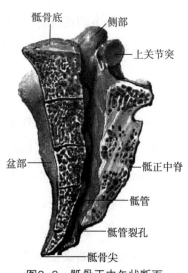

图2-8　骶骨正中矢状断面

第六节　交感神经与副交感神经：
相互制约的亲密好友

交感神经（Sympathicus）和副交感神经共同组成自主神经系统，大部分的器官受到两者的共同支配，一般情况下，除了唾液分泌，两者都会相互拮抗和制约，因而可以实现对器官的精细调节，实现内环境的稳态。

一、交感神经：让你感受到紧张的存在

交感神经系植物神经系统的重要组成部分，由脊髓发出的神经纤维到交感神经节，再由此发出纤维分布到内脏、心血管和腺体。我们日常所说的瞳孔散大、心跳加快、皮肤及内脏血管收缩、冠状动脉扩张、血压上升、小支气管舒张、胃肠蠕动减弱、膀胱壁肌肉松弛、唾液分泌减少、汗腺分泌汗液、立毛肌收缩等动作及生理现象，都是通过交感神经产生反应的。

人体在正常情况下，功能相反的交感和副交感神经处于相互平衡制约中。当机体处于紧张活动状态时，交感神经活动起着主要作用。

1.交感神经的生理特性

一般情况下，交感和副交感神经互相制约，当一方起正作用时，另一方则起不良反应，很好地平衡、协调和控制身体的生理活动，这便是植物神经的功能。

如果植物神经系统的平衡被打破，那么便会出现各种各样的功能障碍，这被称为植物神经紊乱症或植物神经失调症。例如，交感神经功能异常增强和持续时，循环系统的功能亢进，便会出现心悸、憋气、血压升高

等症状。相反，当交感神经的功能减弱时，便会引起消化不良、食欲不振的症状。

当副交感神经的紧张长时间持续时，便会出现身体倦怠、站立时头晕目眩、容易疲劳等症状。

因为植物性神经是贯通全身的，因此植物性神经的症状也遍及全身，除去像前述的那些症状之外，还会出现头痛、头晕、低烧、畏寒、高血压、低血压、呕吐、便秘、腹泻、失眠、耳鸣、腰痛、肥胖、消瘦、肩周炎、目眩、手脚发痛、肌肉跳动、胸部有压迫感等症状。这些症状不是单独出现的，而是若干症状汇合后出现的，这便是植物性神经失调症状的特征之一。

植物神经失调症，除去有先天性的体质因素之外，尚有心理、环境因素等。其中多数因素是由心理因素引起的，比如学习紧张、工作压力、焦虑担忧、家庭负担、婚姻失败等。

2.交感神经的主要作用

（1）对循环系统的作用：交感神经对心脏活动具有兴奋作用，能加速心搏频率、加大心搏力量。对血管，主要是促进微动脉收缩，从而增加血流外周阻力，提高动脉血压。但实际情况比较复杂，必须区别对待。人体多数器官的血管只接受交感神经支配，交感神经对腹腔脏器的血管和皮肤的血管均具有显著的收缩作用；对骨骼肌的血管，既有缩血管的交感神经支配，又有舒血管的交感神经支配；对冠状循环的血管，交感神经的直接作用是使血管收缩，但其间接作用则是使血管舒张。对外生殖器官血管则起收缩作用。脑和肺的血管，虽也接受交感神经支配，但作用很弱。

（2）对消化系统的作用：交感神经对胃肠运动主要具有抑制作用，即降低胃肠平滑肌的紧张性及胃肠蠕动的频率，并减弱其蠕动的力量；但当胃肠平滑肌紧张性太低或活动很弱时，交感神经也可使其活动增强，对唾液腺，能促进其分泌黏稠的唾液。

（3）对呼吸系统和汗腺的作用：交感神经对细支气管平滑肌具有抑制作用，可使细支气管扩张，有利于通气。而汗腺只接受交感神经支配，交感神经兴奋就会引起汗腺分泌。

（4）对眼球平滑肌的作用：交感神经使虹膜辐射肌收缩，引起瞳孔扩大。

（5）对内分泌腺的作用：肾上腺髓质受交感神经节前纤维支配。当交感神经兴奋时，肾上腺素与去甲肾上腺素的分泌增加。由于肾上腺髓质激素的作用大部分与交感神经系统的作用是一致的，因此，在生理学上称之为交感肾上腺髓质系统。

（6）对泌尿生殖系统的作用：交感神经的作用是抑制膀胱壁逼尿肌的活动和促进内括约肌的收缩，因而能够阻止排尿。对生殖器官，交感神经能促进怀孕子宫的收缩，使未孕子宫舒张。交感神经还能促进男性精囊腺和射精管平滑肌收缩，从而引起射精动作。

（7）对糖代谢的作用：交感神经能直接作用于肝细胞，促进肝糖原分解，从而使血糖升高。但在整体内，交感神经的升血糖效应主要还是通过肾上腺素分泌增加来实现的。

二、副交感神经：总在你安静的时候出现

副交感神经是植物性神经（自主神经）的一部分，分为脑部和骶部，主要维持安静时的生理需要。

1.生理功能

副交感神经系统的作用与交感神经作用相反，它不如交感神经系统具有明显的支配作用（图2-9）。

它的纤维不分布于四肢，汗腺竖直肌、肾上腺髓质、肾等并没有副交感神经分布。

副交感神经系统可保持身体在安静状态下的生理平衡，其作用有四个方面：

（1）增进胃肠的活动，消化腺的分泌，促进大小便的排出，保持身体的能量。

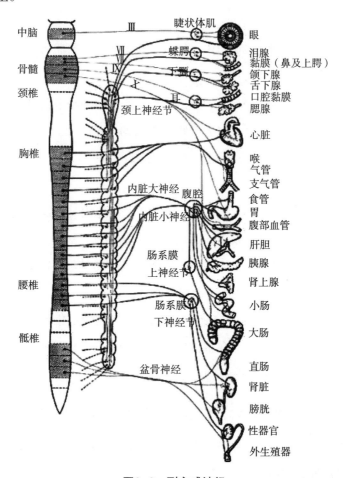

图2-9　副交感神经

（2）瞳孔缩小以减少刺激，促进肝糖原的生成，以储蓄能源。

（3）心跳减慢，血压降低，支气管缩小，以节省不必要的消耗。

（4）协助生殖活动，如使生殖血管扩张，性器官分泌液增加。

2.交感神经和副交感神经的区别

表2-1　交感神经和副交感神经的区别

	交感神经	副交感神经
心　脏	心跳加快	心跳减慢

（续表）

泌　尿	抑制排尿	促进排尿
消　化	抑制胃肠蠕动	促进胃肠蠕动
汗　腺	促进汗腺分泌	抑制汗腺分泌
肝糖原	促进分解	促进合成
内分泌	抑制胰高血糖素的分泌	促进胰岛素的分泌

第七节　脊柱病了，后果很严重

表2-2　椎体错位引起内脏的病变

多骨神经病变		单骨神经病变	
C3-C4	心脏、主动脉	C1	高血压、头痛、偏头痛、神经痛、失眠、健忘、倦怠、眼冒金星、眼花、痛风（眼、咽喉、舌下腺、颚下腺）
T1-T3	主动脉、胸主动脉	C2	眼疾、斜视、盲视、眼花、耳疾、脾、谵语、烦躁、头昏（头、眼、喉、舌下腺、颚下腺）
T1-T5	心脏、头与颈	C3	神经炎、神经痛、湿疹、痘疹、粉刺、高血压、咳嗽、视物不清（心脏、肺、横膈膜）
T2-T5	上肢	C4	咽喉腺膨胀、黏膜炎、鼻塞、牙痛、弱视、失聪（甲状腺、气管、横膈膜、血管运动神经）
T2-T4	支气管与肺	C5	咽喉炎、扁桃体炎、喉痛、音哑、哮喘、口臭、火气大（甲状腺、心脏、气管、食管、横膈膜）
T5-T8	食管	C6	脖子僵硬、五十肩、上手臂痛、手麻痹、扁桃体炎、气管炎、百日咳（食管、气管、肺、心脏）
T6-T7	食管、肛门	C7	伤风、甲状腺、阑尾炎、喉哽塞、吞咽不下、贫血、肩膀硬化（眼、食管、气管、肺、心脏）

（续表）

多骨神经病变		单骨神经病变	
T7-T9	肝、胆囊	C8	口吃、斜颈、上肢肌肉酸痛、尺骨、无名指、小指（眼、气管、支气管、肺、心脏）
T7-T10	肝、胆管、胰腺	T1	气喘、咳嗽、气短、呼吸困难、肩膀手痛、手软无力（眼、耳、支气管、肺、心脏）
T6-T10	脾、胃、胰腺、糖尿病	T2	心脏功能、胸腔、咳嗽气滞、肩膀硬化、手麻痹（支气管、心脏、肋间神经、胸膜、血管运动神经）
T5-T10	腹膜	T3	支气管炎、胸膜炎、血管或器官堵塞、感冒、不安感、手软无力、肩膀下痛、心脏（支气管、肺、心脏、肝脏、胸膜、横膈膜、肋间神经）
T8-L1	肾上腺	T4	黄疸肋痛、疱疹、癣、背部硬化、心部痛（肺、心脏、胸膜、肋间神经）
T9-T11	小肠、横结肠	T5	肝炎、易倦、胸部疼痛、低血压、血液循环不良、背部硬化、关节炎（肝、脾、胃、胸膜、横膈膜、肋间神经）
T9-T12	肠	T6	胃病、胃痛、胃灼热感、呕吐、消化不良、口内火气大、背痛、胸部疼痛（肝、脾、胃、胸膜、横膈膜、肋间神经）
T10-T11	卵巢、睾丸	T7	胃炎、胃痛、胃溃疡、胃下垂、消化不良、口臭（肝、胆、胃、胰、肋间神经、腹膜）
T10-L1	大肠、前列腺、尿道	T8	肝病、呕逆、胸闷、糖尿病、抵抗力弱（脾、胃、胰、胆管、胆、肾上腺、腹膜、肋间神经）
T11-L1	大肠、前列腺、尿道	T9	过敏症、湿疹、麻疹、水痘、喉干、身体手脚冰凉（胰腺、肾上腺、小肠、血管运动神经）
T11-L2	肾、输尿管	T10	肾炎、肾亏、易倦、血管硬化、风湿症、干癣（肋间神经、腹膜、胰、脾、肾、胆、输尿管）

(续表)

多骨神经病变		单骨神经病变	
T10-L2	输尿管、肾、下肢	T11	皮肤病、湿疹、痔疮、尿血、脸手脚肿大、肠消化不良（腹膜、横膈膜、胰、肾脏、膀胱、尿管、大小肠）
T11-T12	附睾丸、贮精囊、输精管、下行结肠	T12	风湿痛、假性甲状腺肿、头部胀痛、食欲不振、小便不出（腹膜、横膈膜、肾、尿道、大小肠下垂）
T12-L1	子宫	L1	结肠炎、便秘、腹泻、肠破裂、下腹部疼痛、腰痛、腰软无力（卵巢、子宫、膀胱、阴茎、大小肠脱垂）
L1-L2	结肠右曲	L2	阑尾炎、便秘、痉挛痛、呼吸困难、皮肤、静脉曲张、小肠脱垂（子宫、卵巢、输卵管、阴茎、输精管）
附注： C-Cervical 颈椎 T-Thoracie胸椎 L-Lumbar腰椎 S-Sacrum骶椎		L3	膀胱病、月经不调、小产、膝痛无力（子宫、卵巢、输卵管、前列腺、膀胱、阴茎、输精管）
		L4	坐骨神经痛、股痛、脚痛、排尿痛、月经不调、痔疮、泻肚(子宫、膀胱、前列腺、精囊、乙状结肠、直肠)
		L5	腿脚部血液循环不良、腿麻、脚趾麻、踝关节炎、小便不利（子宫、膀胱、前列腺、精囊、乙状结肠）
		S1	髂关节炎、脊柱变形弯曲、妇科病（子宫痛、阴道、阴茎勃起、射精、直肠、肛门、膀胱）
		S2	胃病、疥癣、痔疮、自主神经失调（子宫颈、阴道、阴茎勃起、射精、直肠、肛门、膀胱）
		S3	S3-S4-S5与S1-S2相同

一、颈椎段脊柱受损害

第一颈椎段：主要关联头、耳、鼻、喉、脸等。如发生障碍，易患头痛、失眠、视力下降、记忆减退、眩晕、高血压和面瘫等症。

寰枢关节如（图2-10）

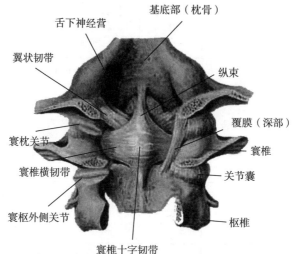

舌下神经营　基底部（枕骨）

翼状韧带　纵束

寰枕关节　覆膜（深部）

寰椎横韧带　寰椎

寰枢外侧关节　关节囊

寰椎十字韧带　枢椎

图2-10　寰枢关节

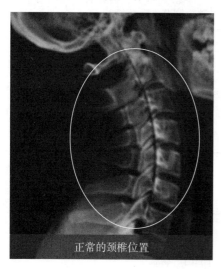 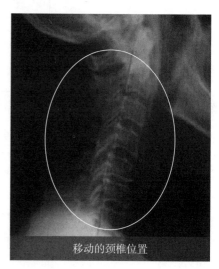

正常的颈椎位置　移动的颈椎位置

图2-11　正常颈椎与移动颈椎对比图

有一位三十多岁、气质高雅的女性患者，从气色上看面部稍带一份焦虑，她存在着一个令人难以置信的问题。从2007年开始，她从没有睡过觉，这可不是失眠了，而是远重于失眠的问题。她每天晚上吃两片艾司唑仓，但仍然没用，而且如果和她说话，能明显感觉到她很紧张。经过了解和诊断，排除了抑郁症或者心理障碍的可能性，最后检查她的第二颈椎横突压痛，初步断定是颈椎的问题。做了DR片发现寰枢关节失稳，第一颈椎偏移，导致睡眠障碍，在医生的建议下，她进行第一颈椎的整脊矫正。一周后，让人高兴的是，患者不吃药可以连续睡三个晚上。连续做了几次之后，这位女士已经恢复了正常睡眠（图2-11）。

这个令人振奋的案例，让我们对脊骨神经医学又多了一份认识，它不止定位在脊柱及关节错位的矫正上，最重要的是对人体的神经调节、体液调节、自身调节以及生物节律的调节都能起到很好的作用（图2-12）。

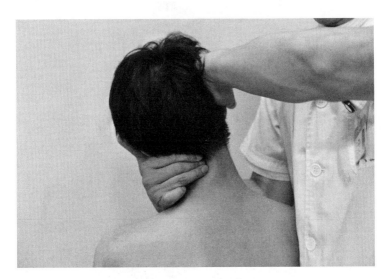

图2-12　第一颈椎矫正

第二颈椎段：主要关联耳、鼻、喉、舌、声带、口等。如发生障碍，易患昏眩、偏头痛、耳鸣、胸闷、扁桃腺炎、腮腺炎、鼻窦炎、过敏、失声等症。

记得2014年有个男性患者，反复颈部疼痛伴头晕六年多。DR片示寰枢关节失稳。经整脊后头晕明显改善，说明经脊骨神经医学整脊后大脑的供血得到明显的改善，复查DR结果显示，寰枢关节已经恢复正常（图2-13~图2-16）。

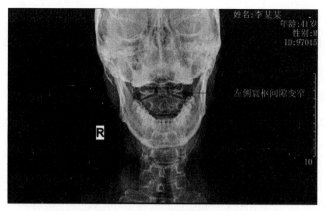

图2-13　DR示：矫正前寰齿侧间隙左侧变窄

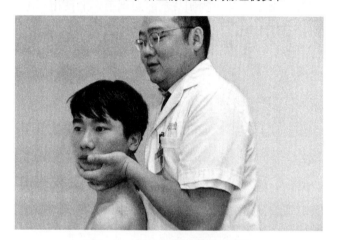

图2-14　拔伸旋转矫正第一颈椎

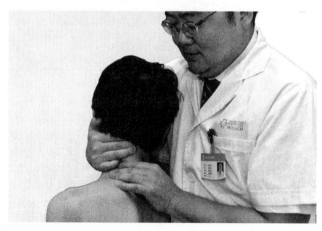

图2-15　第一颈椎矫正

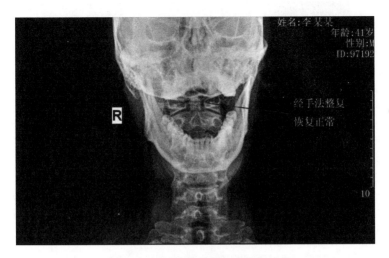

图2-16　矫正后寰齿侧间隙恢复正常

第三颈椎段：主要关联咽、颊、肩、横膈等。如发生障碍，易患咽喉炎、咽喉部异物感、牙痛、颈肩酸痛、呼吸困难、甲状腺功能亢进等症。

第四颈椎段：主要关联颈部肌肉、咽、臂等。如发生障碍，易患肩酸痛、牙痛、三叉神经痛、甲状腺功能亢进、胸闷、呃逆（打嗝）等症。

有位来自湖南的女性患者，家里还有中风瘫痪的父亲，自己经常性地颈背部疼痛，伴头晕、打嗝八年，严重影响到正常生活，四处求医，试遍了各大特色专科医院及大小诊所，尝遍了大大小小几十个偏方验方，都不见缓解，生活质量在低下的困境中徘徊，原本坚不可摧的心理防线几乎到了崩溃的边缘。

或许是天赐良缘，长期受顽疾困扰的父女俩偶然关注了CCTV-4的中华医药栏目，了解到了脊骨神经医学。次年的1月14日，他们带着新的希望来到四川奥斯迪康骨医院，经拍片显示寰枢椎关节失稳，通过采用整脊枪精确定位，脊椎关节矫正与脊神经调理法三位一体，患者的颈背部疼痛、头晕等症状消失，打嗝也明显减少了（图2-17~图2-21）。

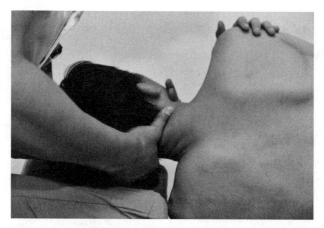

图2-17　第二颈椎矫正

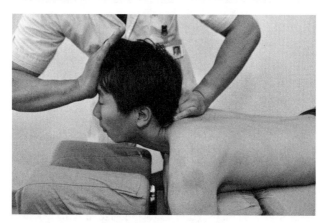

图2-18　第三颈椎矫正

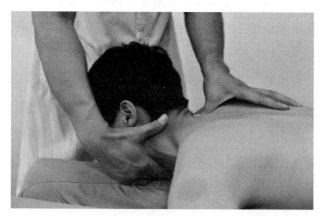

图2-19　第六颈椎矫正

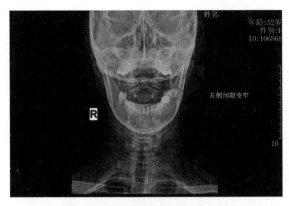

图2-20　矫正前寰枢关节左侧变窄

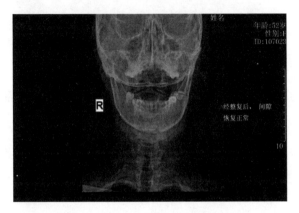

图2-21　矫正后寰枢关节恢复正常

第五颈椎段：主要关联手肘、食道、气管、横膈膜、心脏等。如发生障碍，易患气管炎、咽喉炎、哮喘、手臂酸痛、心动过速或过缓等（图2-22）。

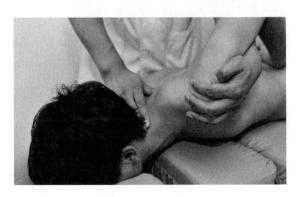

图2-22　第五颈椎矫正

第六颈椎段：主要关联甲状腺、食道、气管、心肺、上肢等。如发生障碍，易患上臂或手腕痛、甲状腺炎、低血压、心律失常、五十肩、大拇指酸麻痛等症（图2-23）。

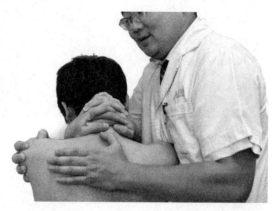

图2-23　第六颈椎矫正

第七颈椎段：主要关联甲状腺、食管、气管、心肺、肱肌等。如发生障碍，易患甲状腺炎、低血压、心律失常、手臂外侧、中指、肱肌、无名指酸麻痛等症（图2-24）。

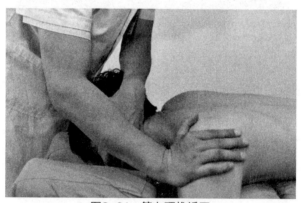

图2-24　第七颈椎矫正

二、胸椎段脊柱受损害

第一胸椎段：主要关联心脏、气管、食道、前臂等。如发生障碍，易患心慌、心悸、气管炎、气喘、咳嗽、呼吸困难、左上胸痛、手腕痛、手臂后侧痛等症。

第二胸椎段：主要关联心脏、气管、食道、肩臂等。如发生障碍，易患食道炎、胸痛、气喘、咳嗽、血压异常、心律失常、肩臂酸麻痛、手麻木等症。

第三胸椎段：主要关联肺、支气管、食道、心脏、胸腔等。如发生障碍，易患气喘、咳嗽、支气管炎、肺炎、食道炎、肋膜炎、心脏病、胸闷、胸痛等症。

第四胸椎段：主要关联肺、支气管、胆囊、胸肋等。如发生障碍，易患肺炎、气喘、黄疸、胸膜炎、乳房痛、肋间痛等症。

第五胸椎段：主要关联肝、胆、脾胃、胸壁等。如发生障碍，易患肝炎、胆囊炎、脾肿大、低血压、胃炎、乳房痛、胸壁痛等症。

第六胸椎段：主要关联胰、胃、胆、胸背等。如发生障碍，易患肝区痛、胃痛、胆石症、上腹胀痛、肋间痛、食欲不振、胸背痛等症。

胃痛，相信很多人都遇到过，多次看消化科，吃了很多药，却仍然不见好，这时候可以考虑是否是脊骨神经的问题。去年有个中年女性患者来看颈椎，经查体发现第六胸椎棘突压痛明显，通过脊骨神经医学的疗法，给她的第六胸椎做了整复。几天后，患者胃痛已明显好转，后续回访只是偶尔有点轻微的疼痛（图2-25）。

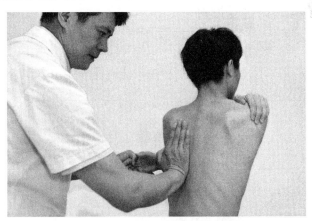

图2-25 第六、七胸椎矫正

第七胸椎段：主要关联肝、胆、胰、十二指肠等。如发生障碍，易患肝区痛、胆石症、胃溃疡、2型糖尿病、十二指肠炎、扁桃腺炎等症。

第八胸椎段：免疫功能低下、肝胆病、糖尿病、呕逆、尿频等症。

第九胸椎段：肾功能障碍、小便白浊、尿不畅、过敏症、身体手脚冰冷、癫痫等症（图2-26）。

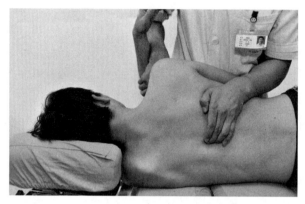

图2-26　第九胸椎矫正

第十胸椎段：肾功能障碍、性功能障碍、易倦、干藓等症。

第十一胸椎段：肾功能障碍、尿道病、皮肤病、湿疹等症。

第十二胸椎段：下腹疼凉、疲劳综合征、不孕症、风湿症、生殖器官表面痛痒等症。

三、腰椎段脊柱受损害

第一腰椎段：结肠功能失调、便秘、腹泻、腰痛、下腹痛等症（图2-27）。

第二腰椎段：下腹痛、腰酸痛、性机能减退等症（图2-28）。

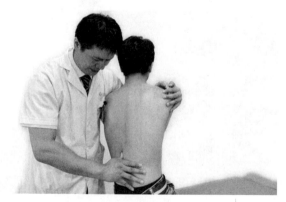

图2-27　第一腰椎矫正

第三腰椎段：膀胱、尿少、腰、膝内侧痛无力等症（图2-29）。

第四腰椎段：腰痛、坐骨神经痛、排尿困难、尿频或尿少、腿痛放射至腿肚外侧、痔疮等症（图2-30）。

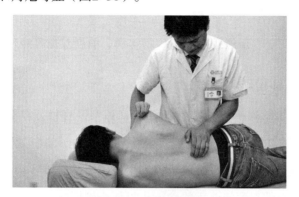

图2-28　第二腰椎矫正

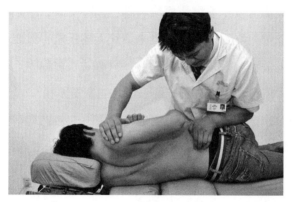

图2-29　第三腰椎矫正

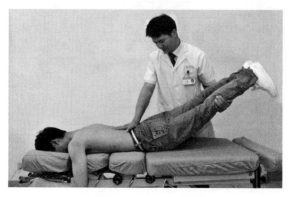

图2-30　第四腰椎矫正

第五腰椎段：腿血液循环不良、下肢无力怕寒冷、腰腿痛麻至腿肚后外侧月经不调等症。

四、骶椎段脊柱受损害

腰骶关节病变、足根痛麻凉感、膀胱病、前列腺炎等症。

五、骨盆移位段脊柱受损害

如果把人体比作楼房，那么骨盆就是地基，脊柱就是梁柱。如果骨盆移位，作为梁柱的脊柱就要随之弯曲。椎骨移位，脊髓就要受压，进而就会压迫脊神经根部。受压部位可以产生痛感，神经传导功能亦可发生障碍，由这些神经所支配的器官的功能也可能受到影响。因为移位的椎骨的压迫，韧带和肌肉可发生萎缩，血液和淋巴循环受阻，结果可引起许多疾病。也许您会认为可以通过矫正脊椎来治疗上述疾病，然而，回答是否定的，因为治疗的关键是矫正位移的骨盆。只有矫正被称为地基的骨盆，才能扶直梁柱，才能修复屋顶，所有的一切才能恢复原状。

没有骨盆移位的人，无论是站着还是躺着，左右两肩和髂嵴连线一定是水平的，髂嵴连线与脊柱成直角相交，左右下肢长度相等（图2-31）。

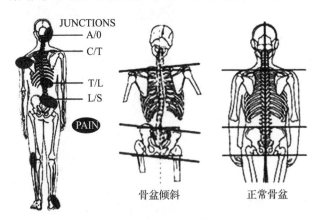

图2-31　骨盆移位

1.骨盆移位的第一阶段

俯卧位时，髂嵴和两肩连线为右高左低。由于移位的骨盆向后扭曲，看上去右臀比左臀高，右髋关节内旋，右腿比左腿短。站立或步行时，正常者应该是左右下肢平均担负体重。但此时，右腿变短，为了均衡负重，身体不得不向右倾斜。为了使倾斜的身体不致跌倒，左腿就得担负起一半体重以上的重量。为了保持全身的平衡，胸腰段脊椎就得向右侧弯曲，颈部脊椎弯向左侧，致使头向右侧偏斜，髂嵴连线变成左高右低，两肩连线与卧位时相同。由于移位的右侧骨盆向前旋转，因此看上去左侧骨盆比右侧高。右肩受弯向右侧的脊柱的影响，向前方移位。整个身体呈左向螺旋状。

2.骨盆移位的第二阶段

如果第一阶段状态长期持续，负担过重的左腿逐渐疲劳，在右腿尚能负担的情况下，又逐渐把重心移向右腿。这时，已经内收内旋的髋关节逐渐变成外展外旋，右腿也就随之逐渐变长。由于重心右移，脊柱就又得向左弯曲。然而，已经右弯的脊柱不能复原，只能靠上部脊柱左弯来维持平衡。这就是整个身体呈S状弯曲的原因所在。这样一来，为了保持脊柱上部弯曲的平衡，两肩连线自然地变成左高右低，两肩同时向前倾斜并向右侧扭转，这种体态俗称"水蛇腰"。

3.骨盆移位的第三阶段

如果病情进一步恶化，尽管是右侧骨盆移位型，然而于卧位观察，就会发现本来应该短的右腿却和左腿一样长了，甚者还长于左腿。这种现象是由于企图保护左腿所造成的。即使两腿无长短之差，也会表现出左侧骨盆移位的特征。像这样左、右侧骨盆混合在一起的移位，称为混合型移位。

长此以往，随着人体重心在两下肢之间，从右到左，再从左到右地反复移动，骨盆的移位也继续加重，脊柱也呈现出复杂的弯曲状态，两髋关节也在不断移位。

脊椎骨的移位进一步发展可使肩关节移位或者肘关节移位或者腕关节移位，一直到手指关节移位。不仅如此，肋小头的各关节也会发生移位。

同样，髋关节的移位可使膝关节移位、踝关节移位及趾关节移位。看来仅仅是骨盆的歪斜，但不久就会给全身各关节带来有害的影响，不能不引起我们的重视。

4.骨盆移位能引起哪些疾病

（1）右侧骨盆移位型（右髋关节紧张型）：表现为副交感神经紧张，肝脏、胃肠功能低下，消瘦，腹泻，患妇科疾病等。

（2）左侧骨盆移位型（左髋关节紧张型）：表现为交感神经紧张，心脏、肺功能低下，肥胖，便秘，易患感冒等。

（3）混合型（右侧骨盆移位伴左或右髋关节紧张，左侧骨盆移位伴右或左髋关节紧张）：表现为偏食，体重变化大，便秘和腹泻交替出现，并伴有前两型的全身症状。

5.如何自我发现骨盆移位

骨盆的前后、上下移位可引起下肢关节变长或缩短，这些改变有时不一定明显，但在日常生活、动作中会出现一系列密切相关的变化。按照下面列出的条目逐一对照，根据自己属（1）或（2）的多少，便可以识别哪一侧变长或缩短；再结合疼痛的部位，就可以发现自己的骶髂关节是前移位还是后移位。

（1）站立时

1）用右腿支持体重。虽然有意识地把身体的重心移至左腿，也会很快无意识地以右腿支持体重。

2）用左腿支持体重。虽然有意识地把身体的重心移至右腿，也会很快无意识地以左腿支持体重。

（2）上下楼梯或走路迈出第一步时

1）前进时从左腿开始，后退时从右腿开始。

2）前进时从右腿开始，后退时从左腿开始。

（3）回头向后看时

颈部向右侧旋转。

六、脊柱侧弯段脊柱受损害

脊柱侧弯是一种脊柱的三维畸形，包括冠状位、矢状位和轴位上的序列异常。正常人的脊柱从后面看应该是一条直线，并且躯干两侧对称。

如果在脊骨神经医学检查时发现双肩高低不平、长短腿、脊柱偏离中线、肩胛骨一高一低、一侧胸部出现皱褶皮纹、前弯时双侧背部不对称等症状，就应怀疑是"脊柱侧弯"。这个时候应拍摄站立位的全脊柱X线片，如果正位X线片显示脊柱有大于10度的侧方弯曲，即可诊断为脊柱侧弯（图2-32）。

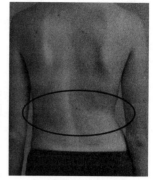

图2-32　脊柱侧弯

轻度的脊柱侧弯通常没有明显的不适，外观上也看不到明显的躯体畸形。较重的脊柱侧弯则会影响婴幼儿及青少年的生长发育，使身体变形，严重者可以影响心肺功能，甚至累及脊髓，造成瘫痪。轻度的脊柱侧弯可以观察，严重者需要手术治疗。脊柱侧弯是危害青少年和儿童的常见疾病，关键是要早发现、早介入脊骨神经医学治疗。

椎侧痛源触诊

脊椎的椎体、椎间板、骶髂关节或小面关节等的错位，都会刺激到神经系统，进而影响血液的循环，产生新陈代谢的不良，导致在上述错位附近的肌肉，形成下列"八大痛源"的情形：①关节障碍；②痉挛；③僵硬；④损伤；⑤劳损；⑥肿胀；⑦紧张；⑧触痛。

如果在低颈椎或上胸椎两侧的肌肉内，发现有八大痛源的任一痛源，就会有疼痛反射到颈、肩、肘、腕和手上去；如果在低胸椎、腰椎或骶髂关节两侧的肌肉内，发现有八大痛源的任一痛源，就会有疼痛反射到腰、臀、膝和踝足上去；上述的"八大痛源"都是寻找患椎的捷径，使整脊医师快速、正确地找到反射疼痛的患椎（错位的椎体）。在患椎经过几次矫正以后，反射疼痛也就会很快消失了。在错位的脊椎附近，常会找到的是"触痛点"。顾名思义，这个点被触摸时就会痛，手指压上去在肌肉的深处会产生一种"刺痛"，其走行不会超过1公分（1cm），找到了"触痛点"就等于找到了应该矫正的椎体了（图2-33）。

(1)八大痛源
①关节障碍　　②痉挛
③僵　　硬　　④损伤
⑤劳　　损　　⑥肿胀
⑦紧　　张　　⑧触痛

(2)在低颈椎或上胸椎两侧的肌肉内，发现上述的任一痛源，就会使颈、肩、肘、腕和手有反射痛。

(3)在低胸椎、腰椎或骶髂关节两侧的述的任一痛源，就会使腰、臀踝和足有反射痛。

(4)在痛源附近的椎体，就是患椎，矫正此患椎，疼痛即消除。

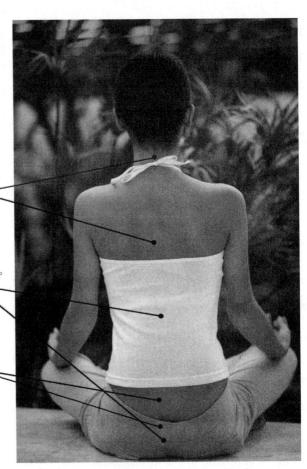

图2-33　椎侧触痛表

整脊前做肌肉的舒缓，应先了解正常人体解剖（图2-34）。

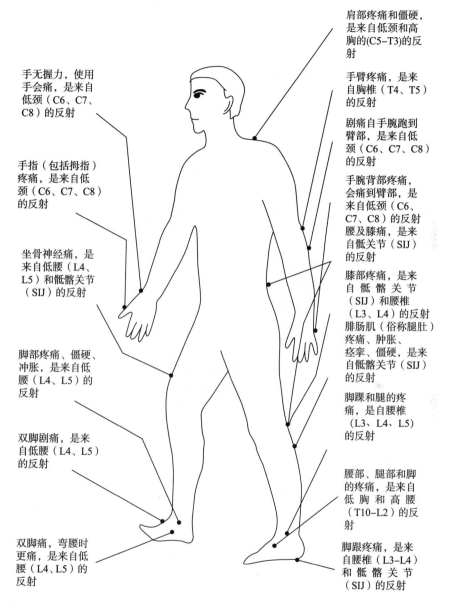

图2-34 四肢疼痛反射表

七、脊骨神经相关性疾病查体

颈性眩晕多在C1、C2及T9、L2有压痛。

在颈椎矫正前，必须做X线、CT或MRI等检查排除相关禁忌，再进行颈椎安全检查（图2-35~图2-36），检查有无剧痛、眩晕、呕吐等症状，如有以上症状，停止矫正。

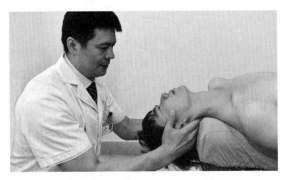

图2-35　颈椎安全检查

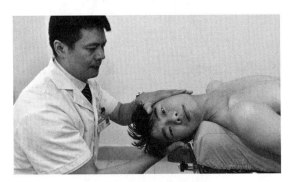

图2-36　颈椎安全检查

颈源性头痛多在C1、C2、C3椎旁有压痛。

颈性视力异常多在C2及T9有压痛。

颈性耳鸣耳聋多在C3、L1有压痛。

神经根型颈椎痛多在C5、C6及T4有压痛。

牙痛多在C4椎旁有明显压痛点及异常反应，部分患者T8、L2椎旁亦有阳性反应点出现。

颈源性血压异常多在C2、C3、C5及T9、L1有压痛。

颈源性心脏病多在C2、C3、T6、T7有压痛。

心律不齐多在C3—C5右侧有压痛，T6—C7有压痛。

脊源性咽炎支气管炎多在T1、T2有压痛。

植物神经功能紊乱症多在C2、C3及T6、T7—T9有阳性反应点。

哮喘病多在T4、T5右侧有压痛。

肋间神经痛多在T7—T10的左侧，同时肝功能异常多在T7—T10左侧有压痛。

糖尿病多在T7—T10右侧有压痛，L2有压痛。

脊源性胆囊炎、胆结石症多在T8—T10有压痛，常在T9右侧出现明显的压痛点。

脊源性胃脘痛慢性胃炎多在T8、T9有压痛，其中T8左侧压痛往往提示为慢性浅表性胃炎，右侧往往提示为胃十二指肠溃疡。

脊源性大便异常，多在T11、T12有压痛，其中T12左侧常为便秘，右侧常为大便不成形。

痛经多在C2、C3及L3、L4椎旁有阳性反应点，部分患者在T9也可出现阳性反应点。

慢性前列腺炎多在C2、C3及L4、L5有阳性反应点。

第八节　呵护脊骨健康是一场持久战

脊柱和身体健康有着千丝万缕的联系，身体的毛病大都源于神经系统，因为神经系统控制内分泌及掌控五脏六腑，神经系统正常与否会受骨骼架构影响。人体神经系统的中枢神经系统包括脑和脊髓（位于脊椎管内），周围神经系统包括12对脑神经和31对脊椎自律神经，而大部分脑神经及所有的脊椎神经都由脊椎中间管道（脊椎管）通过，自律神经再从脊椎左右两侧的椎间孔（脊椎间的间隙）伸出，分布到身体五脏六腑及四肢、体表肌肉、血管、腺体，控制着身体的新陈代谢。一旦脊椎有弯曲的现象，势必压迫神经，影响正常的调节功能，并使气血调节失常，轻者引发四肢、肩颈酸麻、疼痛，严重者会影响腺体或内脏的失常症状，而衍生许多慢性疾病。所以，大家一定要注意脊椎的健康。

扁鹊觐见蔡桓公，站了一会儿，说道："您的皮肤上有点儿小病，不医治恐怕会向体内发展。"桓侯说："我没病。"扁鹊离开后，桓侯说："医生喜欢给没病的人治病，以此作为自己的功劳。"过了十天，扁鹊又觐见，他说"您的病已到了皮肉之内了，再不医治，会更加严重的。"桓侯不理睬，扁鹊走后，桓侯又不高兴。十来天后，扁鹊再一次来拜见，对蔡桓公说："您的病已发展到肠胃里，再不医治，会更加严重的。"蔡桓侯听了非常不高兴，扁鹊连忙退了出来。又过了十天，扁鹊又来拜见桓侯，只看了几眼，掉头就跑。桓侯派人去问原因，扁鹊说："皮肤有病，用热水敷汤就能治好，发展到皮肉之内，用扎针的方法可以治好，即使发展到肠胃里服几剂汤药也能治好，一旦深入骨髓只能等死了。"这个寓言说明了病在肤刮痧按摩就可以，病在里针灸拔罐能解决，病在深处即使药物也无力回天了，所以我们一定要关注自己的身体健康，未雨绸缪，防患于未然。

办公室白领长时间保持一个姿势伏案工作，是颈椎病的高发人群。首先，要保持正确的姿势，然后每1~2小时做以下几个颈肩部的肌肉拉伸动作，可以预防颈椎病的发生（图2-37~图2-38）。

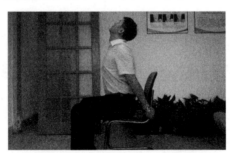

图2-37 坐式颈背部拉伸锻炼

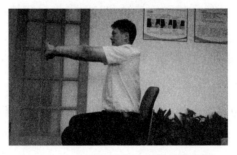

图2-38 坐式双手交叉向前伸展锻炼

呵护脊柱，关爱健康。一是从小开始；二是未病先防，重视早期和轻微症状的治疗；三是有病早治，既病防变。

无论是运动员还是书法家，其腰部的稳定性比什么都重要。日常生活中，我们也经常听到这一类的话："挺直腰板!""没有腰啦!""坏啦，腰杆都要断了!"古人用"月"字加一个"要"字作为"腰"字，想来也一定认识到腰的重要性啦。

腰的确是人体不可缺少的重要组成部分。腰的基础骨骼是骨盆，骨盆是由三块骨即左右髋骨、骶骨和尾骨组成的。然而，骨盆这个人体的重要结构，1000人中完全正常的仅有一个，有时甚至连一个都没有，这不能不让人震惊。骨盆移位1～2cm是十分常见的。人体的基座骨盆既然已经失常，就必然会给身体带来不良影响。有些看上去很健康的人，其骨盆位置可能是不正常的，即使他们现在还未出现任何不适。然而，随着时间的推移，这种不正常现象则逐渐加重，最终必然导致疾病。

中医认为腰为肾之腑，强腰即健肾。肾为人体先天之本，肾气的盛衰决定着人的生长壮老及全部生命过程，故常做腰脊功是壮腰健肾抗衰老的重要环节，是为了促进和加强从颈椎骨到腰椎骨末端的整个脊柱的健康、力量及柔韧性。假以时日，富有青春活力的"弹力"将很快重新回到您的脊柱和关节里来。

第九节 必须知道的整脊基本知识

有一个小湖，上游有一条小河不断地将清水注入湖中，同时下游有一条小河不断地将湖中的水流出，形成了一个自然的生态循环。这时候我们可以看到清清的湖水，湖中游动着成群的小鱼，岸边长满了绿草且绿树成荫，整个环境非常完美和谐。有一天上游的小河不知何故被堵住了，时间一长，我们看到湖中的水不再清澈了，成群的鱼死了，绿草、绿树都干枯了，最后水也变臭了。治理的方法只有一个办法，就是把上游被堵的小河疏通。如果把上游的小河比作毛细血管，小湖比作身体的局部，鱼、草、树比作我们的骨骼、神经、筋膜、韧带。一旦毛细血管被堵，相关部位就会产生疾病，治疗的唯一方法就是疏通人体内部的小河（毛细血管），一旦毛细血管畅通，其他疾病问题将迎刃而解。

一、脊骨医学常见术语

脊骨神经医学安全性指南中所用的术语定义如下。

1.矫正

脊骨神经医学治疗过程中，凡是使用适当的力量、力矩、方向、幅度和速度，借以施做在特定关节和相关联组织之行为。脊骨神经医师通常运用此步骤来调节关节和神经的生理功能。

2.生物力学

研究人体运动的组织结构、功能和力学等方面的学科，主要涉及人体运动时外部力量静态和动态的本质。

3.脊骨神经医学

脊骨神经医学是一门关于神经—肌肉—骨骼系统病症及对整体健康影响的诊断、治疗和预防的医疗卫生行业。它强调徒手操作技巧，包括关节的矫正和手法治疗，尤其侧重对关节错位的调整。

4.锁定

关节在某一位置活动完全或部分受限，从而限制了关节的生理运动。

5.关节手法治疗

运用特定方向的推扳力量使关节活动超过生理运动范围，但不超过其解剖结构上的限制之手法操作。

6.关节松动术

一种不使用推扳力量，关节运动通常维持在生理活动范围内的手法操作。

7.神经—肌肉—骨骼系统

有关肌肉骨骼系统和神经系统及其相关的病症，包括生物力学或功能性病症。

8.触诊

（1）用手感知的动作。

（2）在身体表面运用不同的手法压力测定体表下组织的形态、大小、质地、位置、内在活动性和健康状况。

9.体位

（1）身体的姿态。

（2）身体各部分相对排列位置。良好的体位是指肌肉和骨骼处于一种平衡状态，无论在工作或休息中所采用的不同姿态（直立、平卧、下蹲和弯腰）均可避免持续变形出现。

10.脊柱手法治疗

运用包括所有徒手或机械装置松动、调整、手法操作、牵引、按摩等治疗方法刺激或影响脊柱和脊柱周围组织以恢复患者健康的疗法。

11.关节错位

关节或活动节段的损伤或功能障碍，其关节面接触虽然完整，但损伤或功能障碍可以导致关节排列、运动的完整性和生理功能的改变。关节错位本质上是一个功能实体，可能会改变人体的生物力学和神经的完整性（关节错位不同于目前医学半脱位的定义。半脱位有明显的结构性移位，可以在静态的影像上显示出来）。

12.（脊椎）关节错位综合征

一个关于活动节段功能障碍的理论模型和描述。脊椎关节错位综合征包括神经、肌肉、韧带、血管和结缔组织病理改变的交互作用。

13.推扳

对患者适当部位采用的瞬间的手法以适当定向力量，用以产生矫正之作用。

二、基本手法

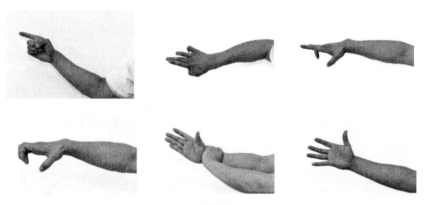

图2-39　整脊基本手法

三、整脊基本手法介绍

1.拇指的用法

放在移位的地方（病区），直接施压力，使移位的关节归位。

放在非移位的地方（非病区），形成杠杆的一端，间接施力，产生旋转，使移位的关系归位。多用于颈椎矫正。

2.食指的用法

放在移位的地方（病区），直接施压力，当头椎旋转到极限时，迫使移位的关节归位。"拇指"和"食指"的旋转矫正法，是颈椎矫正手法中的基本手法。

3.豆状骨的用法

放在移位的地方（病区），直接施压力，使移位的关节归位。多用于胸椎、腰椎、骶髂关节的矫正。

4.手掌根的用法

放在移位的地方（病区），直接施压力，迫使移位的关节归位。多用于胸椎、腰椎、骶髂关节的矫正。

5.小指的用法

俗称为手刀法，多用在错位的颈椎、胸椎和腰椎。直接施压力，使错位的椎体归位。

6.直接矫正手法与间接矫正手法

（1）直接矫正手法："直接矫正"就是直接施力在"需要矫正"的椎体关节上（如胸椎、腰椎、尾椎）。

（2）间接矫正手法："间接矫正"就是利用杠杆原理和旋转的力量，施力于"需要矫正"的椎体关节上（如颈椎和腰椎），所以要先将此关节锁定。

7.脊椎锁定的技巧

脊椎是由颈椎、胸椎、腰椎、骶椎和尾椎组成，锁定的技术只用于转动频繁的颈椎和腰椎；胸椎因有肋骨附属在其两侧，平时旋转较少。同理，骶椎因有髂骨附属在其两侧，平时旋转也较少。尾椎附属在骶椎的下端，既然骶椎旋转少，尾椎也就随之旋转少了。这些旋转少的椎体（胸、底、尾）在矫正时，不用锁定的技巧，只用直接矫正法即可。那些旋转多的椎体（颈与腰），在矫正时要先用锁定的技巧，然后再用间接矫正手法来矫正。

（1）颈椎锁定技巧

1）拇指锁定法：多用于高颈。

①患者仰卧，医师立于患者痛侧，面向患者的头部。

②下手托住患者的头腮，上手之拇指抵住患者受压迫神经处的前一椎的棘突旁侧。

③向痛侧先做适当的侧弯。

④再向不痛的一侧旋转到极限。

⑤在极限上稍加力量试一试这个"极限"，看看是"硬端"或是"软

端"。如果是"软端"，就要完成"锁定"的动作。

2）食指锁定法：多用于中低颈。

①患者仰卧，医师立于患者的头部，稍偏向痛侧。

②一手托住患者的左腮和下巴，另一手（矫正手）的食指置于受压迫神经处的前一椎的棘突旁侧。

③向痛侧先做适度的侧弯。

④向不痛的一侧旋转到极限。

⑤在极限上稍加力量试一试，这个极限是"硬端"或是"软端"。若是软端，就要完成锁定的动作。

（2）腰椎锁定的技巧：腰椎神经根的分布是在同一编号椎体的下面，例如L4的神经根是在L4椎体和L5椎体之间，要释放被压迫的L4神经根应该锁住同一编号的L4椎体而旋转L5的椎体。

腰椎锁定的步骤：由从下向上和从上向下两个先后的动作完成。假定以L4和L5两节椎体之间的活动情况受限（Restricted）为例。

1）医师在治疗床的侧旁，患者面向医师侧趴。

2）医师用靠近患者脚部的手抬起患者的膝部，做向头、向足的上下前后的弯腿动作，借以调整腿的弯曲程度；另一只手（靠头的手）的食指置于L4和L5之间做探摸，借以探知L4和L5关节受限的情形。

3）医师抬腿的手抬其膝部向患者头部方向弯曲，以移动患者股关节和膝关节，直到医师感到有紧张的肌肉到达试探的手指为止。

4）换手的动作：医师将近患者腿部的手改放在L4关节上，将近头部之手抓住患者在下手臂的腕部并向上拉。此时患者的上躯体产生旋转，至转到医师放在L4关节上的食指感到有紧张肌肉到达时，即完成"腰椎锁住从上向下"的动作，即完成锁住腰椎的第二阶段，此时亦是完成锁住腰椎L4的全部动作（图2-40）。

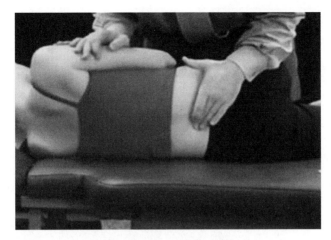

图2-40 第四腰椎关节锁定

四、脊骨神经医学所需整脊的设备

首先，介绍一下整脊枪。研究资料显示，脊椎由后向前的作用共振频率是30~50赫兹，这种共振作用的力量相当大。假如你施加150牛顿的力量，因共振产生的力量可达450牛顿。所以，共振的效应能放大力量，从而使半脱位的关节复位。

用脊椎矫正数码电动枪矫正虽然接触面积非常小，但是只要矫正位置正确，脊椎矫正数码电动枪的力道就能整个穿透要矫正的椎骨。脊椎矫正数码电动枪的主要特色是速度，若速度太慢的话身体的抵抗力会较大。经研究，若以较快速度的力量来作用，当身体肌肉还来不及产生抵抗反应时就已发生作用而达到效果，因此速度是矫正功效的主要因素。而脊椎矫正数码电动枪在0.3毫秒的瞬间就已将力量传递出去了，骨头就在这很短的时间内完成矫正。

脊椎矫正床上的顿压滑落装置对于不同性质的椎体脱位，采用不同的身体位置和推按位置的变化即可实现全脊椎无旋转闪动矫正。

胸椎、腰椎的手法矫正比较费力。利用脊椎矫正床上的顿压滑落装置进行脊椎矫正，发力方式为向下顿压，较为省力和省时，从而提高了治疗效率。

脊椎矫正床上的顿压滑落装置在床板顿压滑落的瞬间发力，患者较为放松。另外，顿压滑落床板具有缓冲功能，起到了保护患者的作用，进一步降低了医疗风险（图2-41）。

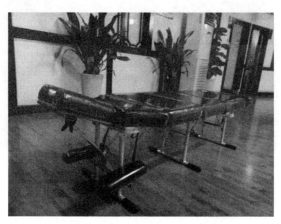

图2-41　脊椎矫正床

第十节　关于脊骨神经医学答疑

一、整脊需要长期做吗

从生到老，人体也像一部汽车一样，永远在往前跑。为了使汽车正常和安全行驶，我们都会定期到4S店保养。其实，我们每个人在20岁以后，脊柱都会发生退变，不论是生理性的还是病理性的，退变错位就会产生疾病。所以，脊柱也需要长期定时到医院找脊骨神经医学医师专业保养。

二、脊柱滑脱等于腰椎残疾吗

脊椎，就是俗称的"龙骨"，是支撑身体躯干的重要结构，人体有七节颈椎、十二节胸椎、五节腰椎以及融合的尾椎骨。上下两节脊椎之间左右两侧各有骨板和小关节相连，当这些构造因为先天形成不良或受伤而断裂时，可能会使得上下两节的脊椎分离。如果左右两侧都有断裂时，脊椎会因重力作用而往前滑出，即医学上所称的"椎体滑脱"。

由于脊椎上附着许多背肌、韧带、纤维组织、椎间盘以及通过脊椎之间的神经根，当椎体滑脱时，除了引起局部背痛不适之外，亦可能压迫神经根造成神经痛，严重时甚至会导致下肢无力、大小便困难。因此，当发现有此问题时，不可掉以轻心，应该充分配合医师指示进行治疗，以免因椎体滑脱加重，造成不可逆之神经损害。

三、什么人容易患这个病

长期久坐久站及伏案工作的人群，青少年可能因先天性脊椎间小关节形成不良或是长期从事背部过度伸展之运动，如体操、潜水、跳舞、体力劳动等活动，造成脊椎间骨板之压力性骨折而产生这个问题。老人则因为脊椎间关节的退化性关节炎，亦常见此症。而背部外伤造成支撑脊椎的构造被破坏时，也会形成创伤性的脊椎滑脱症。

四、有什么症状时要当心这个问题

当有背痛时，可能是单侧，也可能是两侧都有背痛，而且当背部向后伸展时会使疼痛加重。如果是单侧背痛，可以用自我测试的方法，例如右侧背痛，试着用右脚单脚站立，并缓缓将背部向后伸展，如果会产生疼痛或使疼痛加剧，表示脊椎间有崩解，应至专科医院找脊骨神经医学医师进一步检查及诊治。如果疼痛会由背部向下延伸至下肢，伴有麻木感，甚至下肢变得较无力，则可能是神经根也受到了压迫。

五、医师会如何为我检查，X光检查就够了吗

当脊骨神经医学医师要诊断此症时，基本上会开立一般的X线检查以确定是否有脊椎滑脱，或是有脊椎不稳定的情形。但如果仅是单纯脊椎间骨板之压力性骨折而没有脊椎滑脱时，X线检查往往看不出任何异状，需要做骨扫描检查才能确定。如果有神经根压迫症状时，需接受核磁共振或CT检查，以确定压迫之位置及严重程度。

六、脊椎滑脱了该怎么办，会不会造成下半身残废

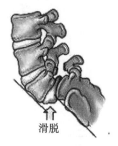

图2-42　腰椎滑脱

大部分的脊椎滑脱症并不需要手术，背痛多半可以经由针灸、理疗等治疗获得改善。适度的卧床休息，服用非类固醇抗感染药物及肌肉松弛剂，局部使用热敷或电刺激等物理治疗，可以减少背痛及背肌痉挛。日常活动避免背部过度伸展可以预防症状恶化，进一步的复健治疗包括做大腿后部肌肉之伸展运动，腹肌和臀部肌肉的强化运动，都有助于症状缓解（图2-42）。

七、脊椎滑脱症引起的腰背痛会不会复发

脊椎滑脱程度较轻者，经过治疗及强化运动后，背痛再发生的概率较低。但如果脊椎滑脱的程度较严重，背痛复发的概率比较高。

长期康复训练，对远期的预防很重要，平时进行腹肌的肌力训练，再加上背部伸展运动以强化脊柱旁的肌肉力量，平时注意避免过度伸展背部活动。

八、什么是整脊医学

整脊医学的鼻祖，是美国的帕马医师(D.D.Palmer)。他在1895年根据人体脊椎骨和神经系统的原理，与我国古老的"推拿手法术"和"跌打损伤治疗学"相融合，创立了整脊疗法。

根据人体脊椎偏移的情况，采用不同的坐、卧姿，通过各种手法的运用，在数分钟内能达到止痛和治疗效果。也就是利用自然痊愈的方法矫正脊椎，使神经不再受到侵犯，从而恢复原有功能，是用最温和、最有效的方法从根本上治疗疾病。

九、骨盆移位能引起哪些疾病

由骨盆移位所致的病症，其临床表现是多种多样的。

1.右侧骨盆移位型（右髋关节紧张型）表现为副交感神经紧张，易引

发肝脏、胃肠功能低下，消瘦，腹泻，患妇科疾病等。

2.左侧骨盆移位型（左髋关节紧张型）表现为交感神经紧张，易引发心脏、肺功能低下，肥胖，便秘，易患感冒等。

3.混合型（右侧骨盆移位伴左或右髋关节紧张，左侧骨盆移位伴右或左髋关节紧张）表现为偏食，体重变化大，便秘和腹泻交替出现，并伴有前两型的全身症状。

十、骨盆移位是何时发生

99%的骨盆移位是先天性的，是胎儿通过患有骨盆移位的母亲的产道时造成的。当然后天的原因，如负荷过重、女性怀孕、高处坠地、冲撞及地心引力等的作用也是重要原因之一。

十一、儿童脊椎异常普遍吗？

根据国内专家对某市五所小学共两千余名学生的脊椎健康普查中发现，学生的脊椎异常比例高达49%至68.8%，其中15%以上的人存在着不同程度的脊椎侧弯，严重者侧弯达到45°，状况堪忧。引起儿童脊椎异常的原因有很多种，在儿童的发育过程中，由于不当的锻炼及运动损伤，或不正常的姿势和习惯极容易造成脊椎的半脱位。脊椎侧弯是一种对学生健康危害较大的疾患，严重地影响儿童正常发育，而12岁以下则是儿童矫正的最佳年龄（图2-43）。

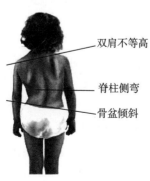

双肩不等高

脊柱侧弯

骨盆倾斜

图2-43　儿童脊柱侧弯

十二、颈部、背部或更多关节会发出爆裂的声音，是怎么回事

通常是由于你的脊椎关节被锁住或卡住，患长短腿骨盆错位的人更容易出现。

十三、我的身体平时没有症状，脊椎需要矫正吗

在中国有一个突出的盲点是："凡是没有症状的脊椎，就不需要矫正治疗。"这种观点是错误的，脊椎不仅有了症状应得到正确的矫正治疗，没有症状也应该得到矫正、调整。青少年时期，由于成长快而又极为活跃，最容易对脊椎造成损伤。由于青少年脊椎的柔韧性相当高，这种损伤极具隐蔽性。进入成年后，繁重的体力劳动或剧烈的、不适当的体育运动也是造成脊椎损伤、退化的重要因素。如果年幼时已有一定的损伤，一般在中年时期开始有较明显的症状，老年以后症状会越来越明显。所以最为理想的脊椎保健应该是像许多美国家庭那样，从小就置脊椎于脊椎矫正专家的检查监督、指导与矫正治疗之下，让脊椎在最佳的条件与状态下生长。

十四、整脊术只是针对脊椎本身异常疾病的治疗吗

整脊治疗不但可以治疗脊椎侧弯、脊椎错位、颈椎病等脊椎异常疾病，更重要的是通过脊椎的调整，可以治疗肠胃病、头痛、失眠、心律失常等脊椎相关性疾病。一个成熟的医生不仅要懂得如何去除患者的脖子痛、腰痛，去除由于压迫神经而引起的手脚麻木、头晕头痛，更要懂得治疗各种各样的脊椎相关性疾病。

十五、整脊术与一般的中医推拿按摩相同吗

整骨整脊术与中医按摩不能混为一谈，但两者确有许多相同之处，关键区别在于理论基础不同。一般来说，整脊术的理论基础是西方医学理论，如人体解剖学、生物力学、"X"线医学影像学等。而中医按摩以经络腧穴学为理论基础。

十六、何谓阴阳脚、长短腿

当人体出现骨盆错位时，会出现一边大腿向外张开、角度增大，对比另一只腿的长度略长，称之为"腿的假性延长"；而另一边大腿向内收、角度减少，对比长度略短。此种情况就是阴阳脚、长短腿（图2-44~图2-46）。

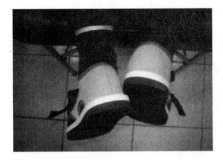
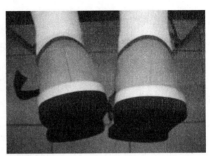

图2-44　长短腿检查

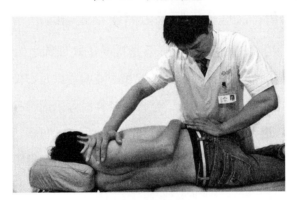

图2-45　骨盆倾斜矫正

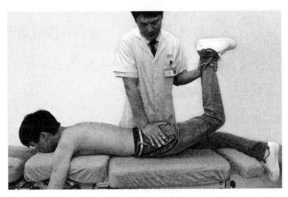

图2-46　髂骨矫正

十七、整脊医学是如何发展的

整脊疗法在美国传开的头数十年，经过整脊专科医师半个世纪的努力和奋斗，更重要的还是归功于他们的治疗效果被民众所肯定，终于在1980年7月22日全美西医学会在芝加哥举行的盛大年会中，被公开承认其医疗价值和合法地位。

至今，全美有18所学校，8万多合法的整脊医师，在50个州都设有甚具规模的整脊医院，为全美医疗界开创了新气象。整脊疗法在美国的发展到不但使美国人受益，这一套理论、疗法和经验还被传播到世界各先进国家。至今已被英、加、德、法、荷、瑞士、瑞典、俄罗斯，以及东方的日本、新加坡等24个国家公认为有效的医疗技术，其学术地位也已获得肯定。

十八、脊骨神经医学医师是否需要专业培训

传统上来说，脊骨神经科医师乃是接受正规训练之医师，具有与其他专科医师相同的借着身体检查、血液和尿液检查以及影像学检查来做诊断的能力。根据诊断检查的结果，脊骨神经科医师采用不打针、不手术而且无创伤的方法进行治疗。脊骨神经医学的治疗方式包含：脊骨神经手法治疗（软体组织治疗、关节运动、机械设备辅助下的脊椎矫正及手法矫正等）、物理治疗（与物理治疗师所采用之治疗方法同）、临床营养补充治疗、休息、骨科辅助器具、水及空气等。

十九、如果自己感觉身体没有问题，是否要接受脊骨神经医学

是需要的。脊骨神经医学医师会从专业的角度帮助你的身体维持健康，可以为你设计一套脊柱保养方案。脊骨神经医学不仅是治疗医学，也是预防保健医学。

二十、脊骨神经医学疗法是否安全

这是大家最关心的问题。脊骨神经医学是非常安全的医疗方法，不

受年龄限制，就是几个月大的婴儿都可以被脊骨神经医学医师以非常轻的力道进行手法治疗。正常情况下医疗过程完全不会痛，更不会对你造成伤害。

二十一、做脊骨神经医学治疗时，关节发出"咔嚓"的响声才有效吗

这是错误的概念，不过患者在接受治疗时，光滑的关节表面因为稍分开，会产生空隙，并发出清脆的响声。专业的脊骨神经医学医师考虑的是患者脊椎的位置是否矫正，并不关注关节是否发出响声。

来自西安的女患者舒某某长期受重度眩晕和失眠的困扰，生活质量每况愈下，不能和同龄人一样在古都的壮美风情画卷里同享天伦之乐。辗转求医，从神经内科看到骨科，从疼痛科治到康复科，每每收效甚微，眩晕症状不但没有缓解，反而在渐进性加重。出于无奈与渴望，此时的舒某某信心动摇，几近绝望。

一个偶然的机会，一次缘分的巧遇，2015年新春佳节前夕，CCTV-4"中华医药"栏目在荧屏上闪亮登场，深受病痛折磨的舒某某似乎触摸到了恢复健康的最后一缕曙光。从西安到成都，700多公里空中飞行距离，70分钟航程，她的心早已和医院连在了一起。

来到这家以治疗软组织疾病著称的专科医院，舒某某得到了医护人员衷心的关怀，从针刀到康复治疗，再到创新治疗手段（美国脊骨神经医学）；一连串的医学原理在舒某某身上生动实践着，尤其在美式整脊的创新性调理与整复后，患者的眩晕症状明显缓解，久违的会心笑容重上眉梢，享受天伦时光的希望之火在心中重燃。

检查发现她第二颈椎棘突和第三胸椎棘突压痛明显，DR示寰枢关节失稳，第二颈椎棘突左偏，颈椎向右偏歪。找到责任椎后，给予C2、T3椎整脊后，结果患者头晕及背部疼痛消失。复查DR示：齿状突居中，寰枢关节正常，C2棘突及颈椎右偏恢复正常（图2-47~图2-48）。

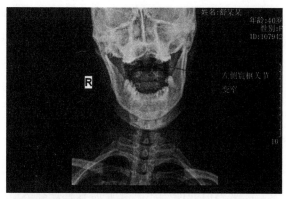

图2-47　矫正前左侧寰齿侧间隙变窄，第二颈椎椎体向右旋转，棘突左偏

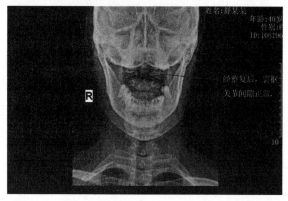

图2-48　矫正后寰齿侧间隙左右对等，第二颈椎棘突居中

其实脊骨神经医学不只能矫正椎体的错位，对生理功能的调节也能取得意想不到的效果。

前段时间有位年轻的男性患者，30岁，咽喉部梗死感伴颈部不适有10多年。10年前因感冒后出现咽喉部不适有梗死感，后到当地县医院就诊，无明确诊断，病情未缓解，后随病情发展出现咳嗽、抽泣（止不住的呼吸急促）等症状，到当地人民医院就诊，咳嗽有缓解，但咽喉部的梗死感及因吞咽引起的抽泣却无改善，后到多家三甲医院就诊，做了肺部、咽喉部及脑部的放射及生化检查，均无异常。2014年11月到本院就诊，经脊骨神经医学医师检体时发现颈部第3颈椎脊突压痛明显，在其气管左侧甲状软骨旁有一骨性突起，并随吞咽动作上下移动，颈椎DR片显示，第3颈椎椎体向左旋转。在与患者沟通后，进行整脊治疗。治疗后咽喉部梗死感明显减轻，甲状软骨后的骨性突起也明显变小，一周后又进行了一次整脊治疗，治疗后患者诉咽喉部梗塞死减轻80%。甲状软骨旁左右对称，未触及骨性突起，嘱其春节后再复查。2015年3月来院复诊，咽喉部已无明显不适，偶有咽干的感觉，再做一次整脊治疗后，第二天到广州打工。

第十一节 脊骨神经医学疗法的保护伞

如果操作熟练、运用得当，脊骨神经医学疗法是预防和治疗许多健康疾病安全而有效的方法。但是，脊骨神经医学治疗过程中使用的手法操作和其他治疗方法也存在风险和禁忌。

该指南不是对脊骨神经医学疗法不同适应证及其支持性科研证据的回顾，本部分主要评述脊骨神经医师使用的、通常被称作脊柱手法治疗的矫正技巧、手法治疗和松动术等基本治疗程序的禁忌证。

同很多卫生保健专业人士所理解的不同，脊骨神经医学不是特定手法技巧的同义词，也并非仅局限于此。"矫正"和各种徒手治疗是脊骨神经医师治疗选择的核心要素，但作为已经成熟的第一线医疗服务体系的脊骨神经医学行业有自身的教育要求，同时尊重与此相关的责任。

脊骨神经医学临床常规及特定的诊断方法包括骨骼影像检查、实验室检查、骨科和神经学评估，尤其重视望诊和触诊评定方法。对患者的治疗手段包括脊柱矫正和其他徒手治疗、康复运动、支持性和辅助性措施、患者教育和辅导。脊骨神经医学治疗不使用药物和手术，强调对神经-肌肉-骨骼系统疾患的保守治疗。

一、脊柱手法治疗的禁忌证

1.异常情况如齿突发育不全、不稳定齿状突等。

2.急性骨折。

3.脊髓肿瘤。

4.急性感染如脊髓炎、化脓性椎间盘炎和脊柱结核等。

5.硬脊髓膜肿瘤。

6.脊髓或椎管内血肿。

7.脊柱恶性肿瘤。

8.严重椎间盘突出伴有进行性神经缺损体征。

9.上颈椎颅底凹陷症。

10.小脑扁桃体下疝畸形。

11.椎体脱位。

12.侵袭性良性瘤，如动脉瘤样骨囊肿、巨细胞瘤、成骨细胞瘤或骨样骨髓。

13.植有内固定或稳定装置。

14.肌肉或其他软组织的赘瘤性疾病。

15.凯尔尼格征或莱尔米特征阳性。

16.先天性、广泛性活动过度。

17.脊柱失稳体征。

18.脊髓空洞症。

19.不明原因性脑积水。

20.脊髓纵裂。

21.马尾综合征。

注：如果植有内固定或稳定装置，虽然软组织手法可能是安全的，但不可使用骨骼手法治疗。在有病理改变、异常的或植入性装置的脊柱相关区域或临近区域，脊柱手法治疗可能是绝对禁止使用的。

二、按病症分类的关节手法禁忌证

1.炎症状态下，如类风湿性关节炎、血清阴性脊椎关节病、去矿化、伴有解剖半脱位或脱位的韧带松弛，其相关解剖区域的关节手法治疗绝对禁忌。

亚急性或慢性强直性脊柱炎及其他不伴有韧带松弛、解剖性半脱位或关节强直的慢性关节病，病变部位的关节手法治疗不是禁忌证。

2.退行性关节病、骨关节炎、退行性脊椎关节病和小关节病，在炎性活动期内需调整治疗方案。

3.脊柱炎和脊椎前移虽不是关节手法治疗禁忌证，但随着滑脱进行性发展，可能会成为相对禁忌证，需谨慎使用关节手法。

4.骨折和脱位，或伴有韧带破裂或不稳定体征的愈合骨折，其相关解剖位置或区域为关节手法治疗的绝对禁忌证。

5.寰枢椎不稳定的病变部位，关节手法治疗绝对禁忌。

6.关节活动过度及关节稳定性不确定的情况，病变部位的关节手法治疗属相对禁忌。

7.手术后无不稳定证据的关节或节段，关节手法治疗并不禁忌。但应根据不同的临床体征（如反应、试验前耐力或愈合程度），关节手法治疗操作可能会相对禁忌。

8.急性关节或软组织损伤可能需要根据病情调整治疗方案，在大部分情况下，病变部分的关节手法治疗并不禁忌。

9.外伤虽然不是手法的绝对禁忌证，但有外伤史的患者需仔细检查过度活动区域以确认轻度活动增加或节段不稳定。

三、骨骼脆化及破坏性疾病

1.恶化中的早期诊断动脉血管性坏死，尤其是承重关节，其病变部位关节手法治疗为绝对禁忌证。

2.代谢性病症可引起骨骼的脆性增加，手法有造成病理性骨折的风险，为相对禁忌证。对于骨骼的矿物质丢失，手法需谨慎，病变部位的关节手法为相对禁忌证。脊柱和肋骨尤其容易出现骨质疏松性骨折，长期使用甾类激素治疗、骨质疏松症以及更年期妇女容易出现。良性骨肿瘤有可能导致病理性骨折，因此病变部位的关节手法治疗应是相对或绝对禁忌症。肿瘤类和病变性骨损伤可能出现恶性变或骨骼的脆性增加导致病理性骨折，因此病变部位的关节手法治疗为相对或绝对禁忌证。

3.恶性肿瘤，包括恶性骨肿瘤，病变部位的关节手法治疗为绝对禁忌。

4.骨和关节感染部位的关节手法治疗绝对禁忌。

5.严重的或痛性椎间盘病理变化如椎间盘炎或椎间盘突出，关节手法治疗相对禁忌。必须使用轻力、低速和无反冲力的手法技巧。

四、循环及血液系统病症

1.对于有椎—基底动脉供血不足临床表现的患者，手法操作需特别谨慎，病变部位的颈椎关节手法治疗为相对或绝对禁忌，这一点也适用于有中风史的患者。

2.已明确诊断的大血管动脉瘤，其病变区域内关节手法治疗可能为相对或绝对禁忌证。

3.出血是抗凝疗法或某种血液恶性病变的潜在并发症，该情况下关节手法治疗为相对禁忌证。

五、神经系统病症

具有急性脊髓病变、颅内高压、脑膜炎或急性马尾综合征状和体征的，为关节手法治疗的绝对禁忌。

六、心理因素

在对脊骨神经医学门诊患者采用所有治疗时，充分考虑其心理因素是非常重要的。继续或持续的治疗可能不适于某些有异常行为模式的患者。如果无法鉴别心理性主诉与器质性病变，就不可能采取正确的治疗，并且会延误转诊。可能需要转诊的情况包括诈病、歇斯底里症、疑病症和依赖型人格。

七、辅助和支持性疗法的禁忌证

1.电疗法

脊骨神经医学疗法中的辅助治疗科包括电疗法，比如超声、干扰电流和经皮电神经刺激（TENS）。这些治疗采用的设备需恰当维护，使用时要注意严格的临床指征和操作规范，但这些治疗方法可能造成的伤害非常有限。

2.运动及补充性支持措施

脊骨神经医学治疗中会广泛使用多种形式的康复运动和支持性措施，这些运动和措施要适合不同患者的具体情况，运动的量和水平应根据个体的限度和需求具有个体化。一般开始时应较为保守，然后随时间推移逐渐增加。在这种情况下，基于医学常识和脊骨神经医师的专业知识，一般没有明显的禁忌证。

八、引起并发症和不良反应的原因

1.缺乏相关知识。

2.操作不熟练。

3.缺乏理性的态度及合理的操作技巧。

4.不当操作举例。

5.不良的诊断习惯。

6.不恰当的影像诊断评估。

7.转诊延误。

8.再评估的延误。

9.缺乏行业间合作。

10.忽略了患者的耐受程度。

11.不当操作技巧及实施。

12.手法治疗滥用。

13.严重不良反应。

手法治疗是一种相对安全而有效的保守治疗方法，它可以减轻疼痛并改善脊柱的生物力学结构异常。然而，同所有治疗干预一样，手法也有可能导致并发症。尽管很少，但严重的神经系统并发症和血管意外均有报道。

可以理解的是，血管意外是脊柱手法治疗受到抨击的主要原因。但应该指出的是"手法治疗的批评者强调其造成严重损伤的可能性，尤其是脑干部位，认为手法治疗会造成动脉损伤。事实上，对操作熟练者来说，与治疗程序相关的血管意外报道极少，手法治疗，几乎没有不良反应"。

在各种罕见的病例中，偶然的、脆弱的患者的颈椎手法矫正可导致严重的后果。

九、急救培训

所有被认可的脊骨神经医学课程均包括标准化的急救培训，这种培训可以在学院内进行，也可在红十字会进行。在所有培训项目中，不管是全日制，转换或标准化课程都包括急救培训。而且，风险处理课程还包括最大限度地降低可能性的程序，以及意外事故发生后如何采取适当措施的内容。

第十二节　优美的脊柱曲线始终是艺术家的完美追求

追求美是人的一种天性，是每个人自己的权利。美可以使人心情愉悦，使人得到放松，心理上获得最大的满足。

本人在从事脊骨神经医学功能的研究中，发现脊骨神经的改变会打破人体的美学平衡。所以，脊骨神经医学也是一门研究人体美学相关理论的一门学科。人体美是指人体作为审美对象所具有的美。狭义的人体美多侧重于人的自然属性，主要是指人的形体（包括脊柱）、容貌，注重的是人的形态学特征。从广义上讲应是人的外在美和内在美的有机统一、平衡协调，只有这样，人体美才是完整的美、真正的美。

一、健康是人体美的基础，脊骨神经医学为美创造了必然的条件

健康：人体之所以美，是因为人体符合美的规律。从生物医学观点看，人体各器官发育良好、脊柱功能正常、精力充沛就是健康。健康还有一个重要内容就是人体各个系统、各个器官功能正常，这也是人体美的必备条件。当脊柱发生问题，如脊柱侧弯、腰部疾患，行走时步履艰难、姿态僵直生硬，就会影响美学平衡。又如面神经麻痹者，虽然发育良好，但神经传导发生障碍，不能支配所属肌肉活动等症状，破坏了面部对称和谐的关系而使美感消失。**这些都说明，只有脊柱功能正常，才能显示出人体之美。**

二、人体比例匀称、整体和谐是人体美的必备条件

人体形式美：人体比例美、人体线条美、人体色彩美、人体声音美都离不开脊骨神经医学的调节。

脊柱的比例：人体的比例是人体各个器官间和各个部位间的对比关系。例如眼和面部的比例关系，脊柱躯干和四肢的比例关系，等等。关于人体的这种比例关系，我国早就有面部的"三庭五眼"，它阐明了人体面部正面观纵向和横向的比例关系。"三庭"是指将人面部正面横向分为三个等分，即从发际至眉线为一庭，眉线至鼻底为一庭，鼻底至颏底线为一庭。"五眼"是指面部正面纵向分为五等分，以一个眼长为一等分，即两眼之间的距离为一个眼的距离，从外眼角垂线至外耳孔垂线之间为一个眼的距离，整个面部正面纵向分为五个眼之距离。按"三庭五眼"比例画出的人物面部比例是和谐的。

西方的面部黄金分割法其黄金比值是1.618，头身的比例是头部与身长的比例关系。在传统的中国画法里，关于头身的比例关系有"立七、坐五、盘三半"的说法，就是说人站着身高应为七个头长；人坐在椅子上，

从头到地面脚底应为五个头高；盘腿而坐，应为三个头高。例如一个人身高为1.618时，其下身为1米，上身为0.618米。

身高与体重的比例：标准体重计算方法公式为：男性标准体重（kg）=50+［身高（cm）-150］×0.75+（年龄-21）÷5；女性标准体重（kg）=50+［身高（cm）-150］×0.32+（年龄-21）÷5。体围的比例是，胸围为身高的一半，腰围为站立身高减去100cm，臀围至多比腰围大30cm。

线条美：人体线条美包括人体轮廓线和人体动态线。线条美离不开脊柱的正常生理曲度，人体线条由直线和曲线组成，以直线为中轴，在求得稳定的基础上，与曲线发生种种关系。

脊骨神经医学关于脊柱的调整以及矫正错位，能很好地对内分泌及神经体液和内脏各器官进行功能调节，消除氧自由基，延缓衰老，通畅经络，流通气血，达到人体美学的目的。

大家都知道，上述亚健康症状是由于人体组织缺血、缺氧，脊髓神经系统反应能力减低，人体的生理机能减低、下降，腺体分泌、淋巴免疫系统失衡引起植物神经功能紊乱，导致五脏六腑经络循环不畅和代谢机能障碍所致。那么又是什么病因导致上述症状的发生呢？现在由于人们工作方式及生活节奏的增快，脊柱在人体亚健康方面的影响引起了更多人的关注。我们可以对照下面这些症状，测一测自己是不是处于亚健康状态。

□不时感到莫名的郁闷，情绪压抑。

□厌倦工作，一进办公室就感到疲惫，一想起公事就觉得焦虑。

□持续工作一个多小时以后，感觉非常疲乏，精神不振。

□晚上常失眠，即使睡着了也多梦，睡眠质量很不好。

□性能力衰退。即使配偶向自己明确表示了性要求，但自己却找种种借口逃避、推脱。

□清晨起床时，时常发现自己掉头发。

□健忘。前几天发生的事情竟然忘记了，见到某人感觉很面熟却怎么也想不起他的名字。

□刻意回避与上司打交道的机会，不愿与同事一起聚会，过分喜欢独处。

□工作业绩不佳，工作效率下降，感觉上司对自己不满。

□工作时情绪很低落，心中好像憋着一团无名火，但却连发的心情也没有。

□整天食欲不佳，感觉吃什么东西都没有胃口。

□盼望着下班，盼望早早逃离办公室。

□一坐下，就想躺着、靠着。

□对城市的污染、噪声等非常敏感，希望逃离城市的喧嚣，躲在什么地方好好休息一下。

□不再像从前那样热衷于朋友聚会，即使参加聚会往往也是强作欢颜、勉强应酬。

□体重迅速下降。

□清晨起床时，发现自己十分憔悴。

□感觉自己免疫力不断下降，经常感冒生病。

参 考 文 献

［1］Singh S，Ernst E. The truth about chiropractic therapy. Trick or Treatment: The Undeniable Facts about Alternative Medicine. W.W. Norton，2008. 145-90

［2］Ernst E. Chiropractic: a critical evaluation. J Pain Symptom Manage. 2008，35 (5): 544－62. doi:10.1016/j.jpainsymman.2007.07.004. PMID 18280103.

［3］苟亚博，黄国松主编. 脊柱疗法大全. 北京：中国科学技术出版社 1997

［4］魏征. 脊柱病因治疗学. 香港. 商务印书馆，1992

［5］张长江. 脊柱相关疾病. 北京：人民卫生出版社，1998

［6］钟士元主编. 脊柱相关性疾病治疗学. 广州：广东科学技术出版社，2003

［7］李雁雁. 美式整脊疗法. 北京：求实出版社，2013

［8］Brian R Mulligan FNZSP（hon），Dip MT著. 徒手治疗脊柱四肢动态关节松动术. 吴定中，谭仕声等编译. 中国台湾：合记图书出版社，1999

［9］韦以宗，杨豪，周学龙等主编. 整脊疾病学. 北京：人民卫生出版社，2009

［10］徐国成，韩秋生，霍琨主编. 人体解剖学彩色图谱. 沈阳：辽宁科学技术出版社，2010

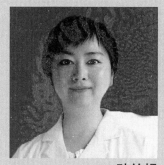

孙竹娟

第三章 脊骨神经学与身体各系统密切相关

副主任医师，医学硕士。四川省针灸学会理事，四川省中医药学会针刀专业委员会委员。毕业于成都中医药大学，擅长针灸针刀结合治疗股骨头坏死、颈椎病、腰椎间盘突出症、肩周炎、膝骨性关节炎、网球肘、腱鞘炎等骨科常见病、多发病。

从事临床工作十余年，曾经到访美国、英国、意大利、加拿大等国家，参加国际性学术大会，并书写论文进行大会交流。发表论文十余篇，发表国际核心期刊论文一篇，其余均为国家级核心期刊。参与编写著作《针刀治疗颈源性眩晕》。运用脊骨神经医学理论，治疗脊源性心血管系统疾病。

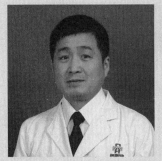

主治医师，毕业于陕西中医学院，骨一科病区副主任。从事临床工作十余年，先后在西安、北京、上海、福州、成都等三甲医院工作、学习。曾承担国家中医药管理局"十五"科技成果项目的推广，期间接待了来自国内外及香港地区专家学者近百余人参观学习交流，得到了广泛的认可与赞扬。参与完成四川省中

段玉虎

医药管理局资助课题一项，刊登于国家核心期刊。完成了脊骨神经医学《别让不懂脊骨神经医学知识耽误了您》一书中呼吸系统章节的编写；擅长运用针刀配合中医中药治疗颈椎病及腰椎间盘突出症，骨性关节炎。长期致力于多元针法的临床治疗与研究，发表医学论文5篇。

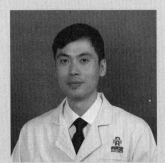

副主任医师，骨外科副主任，擅长治疗全身多发骨折处理、骨与关节创伤、大面积皮肤撕脱伤、神经血管损伤、胸腰椎骨折、腰椎间盘突出等疾病。

从事骨科专业临床工作十余年，多次参加全国和省级骨科学术会议，并多次在大会上交流论文。曾在三甲医院进修学习，有丰富的临

李 晶

床治疗经验。运用脊骨神经医学理论，治疗脊源性泌尿生殖系统疾病。

副主任中医师，中医科主任，医学硕士。从事临床工作近20年，医学理论过硬，对急、慢性风湿骨关节疼痛及软组织病患的发病机制、诊断技术及治疗转归有着深入研究和独到见解，能巧妙运用针刀、穴位注射等微创手段并配合中医中药治疗风湿、类风湿性关节炎、强直性关节炎、痛风性关节炎、中老年增生退变性骨关节炎，骨质疏松症等难治病症。另外，在临床中注重人体整体研

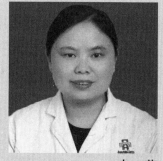

李 薇

究，对脊骨神经医学治疗脊柱源性疾病独特优势有着深刻领悟，通过实践，许多脊柱源性糖尿病患者获得了满意疗效。

副主任中医师。2003年成都中医药大学硕士研究生毕业，在校期间师从国务院特殊津贴教授张发荣主任医师、谢春光教授、亓鲁光教授系统学习中医临床各科专业知识，积累了丰富的临床经验。 2008年主持《针刀加手法治疗颈源性眩晕临床研究》，获得成都市科学技术研究成果证书。现任四川省中医药学会针刀专

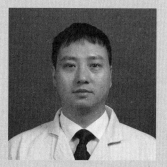

罗 杰

委会委员，尤其擅长中西医结合、整脊治疗颈椎病、腰椎间盘突出症、骨性关节炎等疑难骨病，及中医内科、妇儿科疾病。

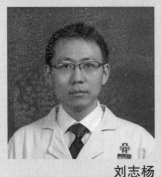

刘志杨

主治医师，中西医结合科主任，毕业于成都体育学院运动医学系。从事临床工作十余年，并曾于省市各级运动队担任队医工作，2006年世界曲棍球锦标赛期间，从事中国国家曲棍球队随队医生工作。现将针刀、射频、臭氧、物理治疗等多种治疗方法，综合运用于股骨头坏死、强直性脊柱炎、腰椎间盘突出症、颈椎病、膝骨性关节炎、类风湿性关节炎、骨质疏松症、软组织损伤劳损等骨科常见病、多发病、难治病的治疗。曾经多次参加国际性学术大会，先后于国家级核心期刊发表论文十余篇，其多篇论文被邀进行大会交流。

近年来尤其强调全脊柱观念结合运动医学相关理论，采用脊骨调整配合针对性肌力训练，辅助调节治疗骨关节疾病以及脊源性消化系统疾病。

第一节 脊骨神经学揭晓心脑血管系统疾病的谜底

随着生活节奏的加快，人们的生存压力越来越大，即使每天早上能够睡到自然醒，但是大脑仍没有清明透彻的清醒感，很多人会感到心悸胸闷。这是什么原因呢？本章节我们将通过讲述脊骨神经医学与心血管疾病的关系，为您揭晓答案。

脊骨神经医学（Chiropractic）也称作"脊医""脊椎矫正学"等，是由美籍加拿大人创立。《世界卫生组织脊骨神经医学基础培训和安全性指南》对其定义为："脊骨神经医学是一门关于神经—肌肉—骨骼系统疾患及其对整体健康影响的诊断、治疗和预防的医疗卫生行业。"近几年被引进中国，在治疗脊柱相关疾病方面取得了良好的效果。

那么，心脑血管疾病又有怎样的病理特征呢？该病的患者有一个最重要的共性特征，就是参与新陈代谢的血氧供应不足，导致身体功能减缓，各种疾病乘虚而入，引发出一系列的症状与病变。患者轻则会出现头痛、头晕、失眠、记忆力下降、智力障碍、心悸、胸闷、心绞痛等症状，重则使病症急性发作，患者会因缺氧而瞬间死亡。缺氧可能引发的心脑血管疾病包括低血压、高血压、高血脂、动脉硬化、冠心病、心肌梗死、心律失常、心力衰竭、脑血栓、脑溢血等。其早期症状表现为经常性心悸、气短、胸闷、偶有刺痛感，一般1~2秒后即消失；激动时心跳加快、胸部有明显不适感，一会儿即可消失。干重活时，心前区疼痛或左部放射性发木发痛；干轻活时感觉很累，且胸闷气喘。饭后胸骨憋胀得厉害，有时冒冷汗；睡觉时经常胸闷难受，不能平躺；走路时间稍长或速度略快时便胸闷气喘、心跳加快。

任何事情的表象，都有其发生的根本原因，深深地隐藏在底部，等待我们去挖掘和发现。心脑血管疾病追根溯源，它的真相在哪儿呢？下面通过脊源性高血压、脊源性胸闷等几种突出病症，带大家详细了解脊骨医学与心脑血管疾病的密切关联。

一、脊源性高血压

1.高血压与颈椎功能失调的互为影响

据相关数据显示，目前我国约有 2 亿高血压患者，每 10 个成年人中有 2 人患高血压，且我国高血压患病率仍呈不断增长的态势。

关于颈椎部位对高血压有影响的医学理论，部分同行会提出质疑的声音，因为翻查《中国高血压防治指南》（2010年修订版）未见有颈椎部位对高血压影响的描述；在《颈椎病诊治与康复指南》（2007）中，也只在临床表现的交感性颈椎病章节中，出现引起血压变化的描述。

但在临床工作中，我们发现很多的高血压患者伴有颈椎症状及体征，相应的颈椎检查也多有异常，在临床治疗颈椎疾患后，血压大多恢复正常，部分早期高血压患者也得到痊愈。同时，有报道指出通过第1颈椎（Atlas）矫正，可以显著降低高血压患者的血压并且能够继续保持。这种效用可以和两种降压药联合治疗的效果相媲美。在另一报道中我们看到，在20世纪40年代初期，有几位脊椎矫正专家发明了通过矫正脊椎来降低血压，而不用吃任何降压药的手法，叫作"full spine manipulations"，并成立了NUCCA（国际颈椎骨神经学会）。

2.高血压的分型及诊断标准

国际上有两个主要的高血压治疗指南对高血压的定义。1995年WHO规定高血压的标准是：在未服药物的情况下，收缩压≥140mmHg和舒张压≥90mmHg。1999年WHO／ISH高血压治疗指南.①理想血压：收缩压＜120mmHg，舒张压＜80mmHg；②正常血压：收缩压＜130mmHg，舒张压＜80mmHg；③正常高值：收缩压130～139mmHg，舒张压85～89mmHg；④高血压：按血压升高的程度又分为：1 级高血压（轻度）：收缩压140～159mmHg，舒张压90～99mmHg；亚组临界高血压：收缩压140～149mmHg，舒张压90～94mmHg；2级高血压（中度）：收缩压160～179mmHg，舒张压100～109mmHg；3级高血压（重度）：收缩压≥180mmHg，舒张压≥110mmHg。单纯收缩期高血压：收缩压≥140mmHg，舒张压＜90mmHg。亚组临界收缩期高血压：收缩压140～149mmHg，舒张压＜90mmHg。这个定义原则上采用了1997年JNC美国预防检测评估与治疗高血压全国联合委员会第六次报告所提出的定义和分类方法，但取消了1、2、3期，用"级"来代替，其余均一致。

二、脊源性胸闷

我们经常在街上看到一些患者脊椎后弯、胸廓畸形，多是因骨质退变导致胸腰椎椎体变形，使肺活量和最大换气量显著减少。这些患者经常会出现胸闷、气短、呼吸困难等症状，与冠心病的症状极为相似，因而多数患者开始会以为是心脏问题，而去心内科就诊，这样一来多半只会暂时缓解，治标不治本。而脊骨神经医师对于胸闷患者则有特殊的疗法，使用一些代表性的治疗方式如脊柱推拿术（一种用高速低振幅的手法，对脊柱进行挤压调整）、脊柱关节松动术、仪器辅助的脊柱推拿、物理治疗法（冷/热疗法、按摩等）、力量和拉伸练习，及对患者改变生活方式因素的教育等，往往会达到意想不到的疗效。

还有一类病症，是由颈心综合征引起的颈源性胸闷，常易误诊。现在有很多年轻人迫于工作的压力长时间伏案工作，久而久之便引起该症。颈心综合征根源是颈椎病，所以只要治疗好颈椎病，该症也会迎刃而解。脊骨神经医学的广泛应用很好地解决了这个难治性疾病。在日常生活中要纠正高枕卧位，避免过度仰头、低头，注意颈部保暖；局部进行理疗、热敷；适当地做颈部体操以活动颈部，可缓解或减轻颈心综合征的各种不适症状。冠状动脉造影和冠状动脉CT检查均有助于冠心病的诊断和鉴别诊断。而心肌核素显像反映的是心肌血流灌注情况，可以提示冠状动脉的储备能力，同时它在辅助诊断心脏X综合征、心肌炎、心肌病等心脏微血管病变时，优势更为明显。

三、脊源性心绞痛

脊源性心绞痛是由颈椎及椎旁软组织损伤，如颈椎骨刺、骨赘、颈椎椎间盘突出或颈椎失稳等退行性变，致颈部受压，刺激神经根、血管或交感神经链引起的一组心脏症状及心电图变化等症候群，易与心绞痛混淆而误诊。文献报道，10%的颈椎病有颈源性心绞痛，临床表现为胸闷、心悸、心前区痛，心电图示期前收缩、传导阻滞、ST-T改变，而血清心肌酶、心功能、超声心动图均正常。

分析发病机制如下：交感神经从颈部星状神经发出节后纤维，构成心丛分布于心脏，对心脏活动和冠状动脉（冠脉）的舒缩起着重要作用。颈椎骨赘刺激压迫颈脊神经根引起心前区痛；脊神经后支通过体交感神经反射引起肋间肌痉挛，出现肩、背、胸部的胀痛，胸部活动受限和有紧束感，表现为气急、胸闷等。

颈源性心绞痛的临床特点：颈源性心绞痛与职业和不良习惯有关，如长期使用电脑、伏案工作、倚床看书和看电视、高枕睡眠等；有长期肩颈酸痛史。常因颈部及上肢位置改变而诱发假性心绞痛，而心电图及运动平板试验无明显改变，疼痛时间长，硝酸酯类药物治疗无效。颈部X线片或CT扫描有骨质增生、椎间孔变小、椎间盘突出，理疗能缓解疼痛。误诊原因分析及防范措施：临床医生对颈源性心绞痛认识不足，警惕性不高，询问病史不详细，忽视了职业病史的采集和详细的查体。

有报道指出，患者因心前区痛、胸闷、心悸长达10年，曾多次就诊于三个三甲医院心血管内科，均按冠心病心绞痛治疗无效，检查颈部僵硬，活动受限，摄颈椎X线片示骨质增生，其中1例伴颈椎间盘突出，追问病史均有高枕睡眠、倚床看电视的习惯，每次发病均与不良姿势有关，行颈椎牵引、理疗，改变不良习惯7周后症状缓解、消失。过分依赖心电图检查，对颈椎病能引起心脏症状不了解；鉴别诊断时缺乏整体观念和全面综合分析，仅简单依据表面现象和局部症状进行诊断，如遇到心绞痛、胸痛、心电图ST-T改变时就轻易地诊断为冠心病心绞痛。提示医务人员应提高对颈源性心绞痛的认识，重视对患者职业、病史、生活习惯的了解。接诊类似患者，尤其是类似症状反复发作者应及时选做心电图、血清心肌酶、颈椎X线片、CT等相关检查，以尽早明确诊断，及时治疗。

四、脊源性类冠心病

脊源性类冠心病是因颈椎或胸椎紊乱引起心脏症状，但心电图未有改变，临床表现为自觉胸闷、心悸、胸背不适，心电图检查正常。患者有典型的颈椎、胸椎病症状及体征，并伴有心胸痛或胸闷、胸部紧压感、心律失常，经常压迫颈椎旁压痛区或改变颈部的姿势，可诱发心脏症状的出现，动态心电图、心肌酶谱、心脏彩色多普勒等检查未见心脏器质性疾病，颈椎X线片有退变和失稳表现，如颈曲改变的突增生、椎间隙变窄、椎体出现双边双突征或仰倾改变胸椎有侧凸，经常规扩冠、抗心律失常及营养心肌药物治疗疗效不明显。

颈、胸椎小关节紊乱及项背肌筋膜炎是临床多发病，由于寒冷刺激引起肌筋膜紧张，造成项背肋力量不均衡，导致颈、胸椎后关节紊乱；扭伤、损伤可直接造成关节紊乱；颈及（或）上胸椎的骨关节、椎间盘损伤或退行性改变在一定诱因下可发生脊椎小关节错位、椎间盘突出、骨质增生，从而直接或间接刺激或压迫脊神经、交感神经、脊髓及椎管内外血管引起胸闷、憋气、心前区疼痛、心悸，甚至心律失常等心脏临床症候群，这是目前比较明确的脊源性类冠心病的主要发病机制。推拿手法具有疏通经络、活血化瘀的作用，能解除肌肉和血管的痉挛，改善血液循环，促进病变组织的修复；同时纠正颈、胸椎后关节错位，解除椎间隙性，通过对神经的刺激压迫恢复颈椎生物力学平衡，维持脊柱内外平衡，从而使临床症状得到迅速改善。

脊源性心律失常，顾名思义，即由颈椎病导致的心律失常，其临床表现除有颈椎病的症状体征之外，尚有心前区症状，如心悸、胸闷等。本病发病时心前区症状明显，是导致患者就诊的原因，大多数患者因此就诊于心血管内科，并接受内科治疗，但内科治疗临床疗效不明显，后转至骨科或理疗科经过专科治疗后好转，所以此病发病时极易误诊。本病的基础病因为颈椎间盘退行性变，其次是颈椎骨质增生。当椎间盘退变后，含水量变少，变得极为软弱，容易破裂突出，突出物如果压迫脊髓或神经根，即可出现相应的症状；椎间盘突出后使椎间隙变窄，当颈椎活动时，易产生椎体间的不稳，不稳可产生错位，错位牵拉纤维环及四周纵韧带，纤维环和纵韧带牵拉椎体边缘，引起骨膜下出血，血肿机化骨化即产生骨质增生，若增生骨质压迫到邻近的交感神经、脊髓、神经根即可出现临床症状。有资料表明，排除心源性心前区症状，约有一半心前区症状为非心源性所致，且骨骼肌因素是心前区症状的重要原因。

目前，就颈源性心律失常的发病机理，学术界尚未达成共识，但多数认为与颈神经根、血管受压迫，迷走、交感神经受刺激，神经递质的异常有关。

五、脊骨神经医学临床运用

针对脊源性类心脏病的各种临床表现，本院专家门诊曾经遇到过一位来自四川雅安的患者，因为脊柱问题引发高血压，服用长达20年的降压药物，但是通过我们徒手脊柱调理后，高血压症状得以立即消除，而且抗高血压药物得以停用。

这样的案例比比皆是。本院采用整脊疗法，通过大量临床观察，整脊医师采用整脊手法每周一次，直到体征消失，患者均获得满意疗效。还有一例典型的病历：刘女士，43岁，患颈椎病七年余，近十日因工作压力大导致失眠、心悸、胸闷，异常难受，心电图检查提示心缺血，T波倒置，立即给予脊柱健康调理，颈椎、胸椎整脊复位（图3-1~图3-6）。治疗刚结束，刘女士立感心悸、胸闷感消失，身体自觉轻松，五分钟后复查心电图，恢复正常。（见治疗前后心电图报告）

脊骨神经医学作为现代西方医学的一个重要组成部分，通过手法使得人体自然恢复，促进健康和疾病预防，其地位正在迅速提高。随着对脊骨神经医学医疗服务需求的与日俱增，全球多个国家相继建立了教育培训机构，使西医整脊疗法得以发扬光大。目前在40多个国家和地区，脊骨神经医学的法律地位明确，并且建立了正规的脊骨神经医学学位教育，如美国、加拿大和欧洲部分国家，因此，实现脊骨神经医学在我国的教育培训是必要的。

【测量值】

心　率：81bpm	P　　宽度：	52ms	RV5/SV1:	0.858/0.556mV
P　轴：87deg.	PR　间期：	118ms	RV5+SV1.	1.414mV
QRS轴：92deg.	QRS时限：	94ms		
T　轴：67deg.	QT/QTc间期：	362/420ms		

【分析结果】

** 可疑心电图 **

窦性心律

电轴轻度右偏

【测量值】

心　率：69bpm	P　　宽度：	54ms	RV5/SV1:	0.991/0.628mV
P　轴：75deg.	PR　间期：	120ms	RV5+SV1.	1.619mV
QRS轴：94deg.	QRS时限：	96ms		
T　轴：69deg.	QT/QTc间期：	386/412ms		

【分析结果】

** 可疑心电图 **

窦性心律

电轴轻度右偏

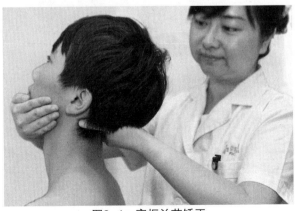

图3-1　寰枢关节矫正

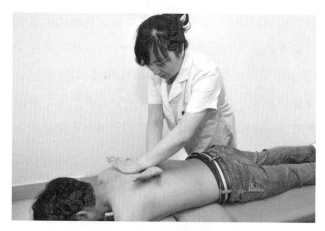

图3-2　第十胸椎矫正

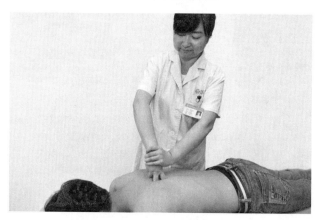

图3-3　第七、八胸椎矫正

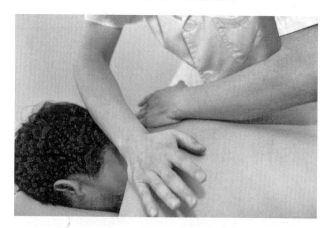

图3-4　胸椎矫正前肌肉舒缓

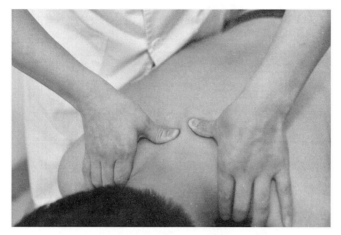

图3-5 第二、三胸椎矫正

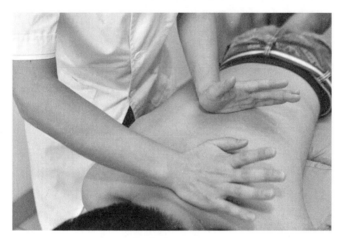

图3-6 胸椎矫正后肌肉舒缓放松

参 考 文 献

［1］Gatterman，Meridel I. The patient –centred paradigm: A model forchiropractic health promotion and wellness [J] . Chiropractic J Aust，2006，36 (3) : 92–96

［2］World Health Organization. WHO guidelines on basic training andsafety in chiropractic [M] . 2008

［3］Zhang BF，Luo SY. Characteristic of Chiropractic manipulation therapy [J]. Clinical Medicine & Engineering (in Chinese.)， 2008， 15 (10)：72-73

［4］中国高血压防治指南修订委员会. 中国高血压防治指南（2010 年修订版)［M］.2010

［5］中国康复医学会颈椎专业委员会. 颈椎病诊治与康复指南（2007)［M］.2007

［6］陈家津译. 刺激颈交感神经向中端后，肾上腺和甲状腺在血压和冠状血流持续变化中的作用［J］.青岛医学院学报，1983，34（2）：111 —115.

［7］李来荣，王志强. 180 例高血压并颈椎病的 X 线分析［J］.湖南医学，1990，7 (5)：301 —302

［8］傅国根，林亚辉. 颈性高血压 28 例临床与 X 线分析［J］. 河北医药，1995，17 (3)：149 —150

［9］宁政，莫瑞嘉. 高血压合并颈椎病的临床 X 线特点［J］. 现代中西医结合杂志，2009，18 (22)：2709

［10］张泽灵.心脏内科1000问[M].北京:军事医学科学出版社，2006:682

［11］邓炳海，孙士民.颈源假性心绞痛三例误诊分析[J].临床误诊误治，1998，11(1):42

［12］董照辉，周长高，隋海燕.颈椎病并心绞痛一例[J].临床误诊误治，2008，21(12):93-94

［13］韦以宗.中国整脊学[M].北京:人民卫生出版社，2006:474

［14］胥少汀，葛宝丰，徐印钦. 实用骨科学[M]. 第3 版. 北京：人民军医出版社，2008.1637- 1638

［15］Yeung MC， Hagen NA. Cervical disc herniationpresenting with chest wall pain[J]. Can J Neu-rol Sc（iSO317- 1671），2005，20:59- 61

［16］Eleraky MA，Apostolides PJ，Dickman CA，et al. Her- niated thoracic mimic cardiac disease: three case reports [J]. Acta Neurochir（Wien）（S0001- 6268），2004，140:643- 646

［17］仲涛．自主神经系统功能失调对心电图的影响[J]．中国误诊学杂志，2008，8（10）：2366-2367

［18］魏征，龙层花，张德新等．脊椎病与内脏病相关的研究及中西医结合治疗5539例报告[J]．颈腰痛杂志，1990，11（4）：26-31

［19］段俊峰，龙层花，王正和等．脊椎病与心脏病相关的研究及康复治疗[J]．按摩与导引，2003，20（2）2-4

［20］Ardell JL. Structure and function ofmammalianintrinsic cardiacneurons. In:Armour JA，ArdellJL，eds. Neurocardiology[M]. NewYork: Oxfor-dUniv Press，1994. 95-114

［21］James TN. Combinatorial roles of the human in-tertruncal plexus in mediating both afferent andefferent autonomic neural traffic and inproduc-ing a cardiaogenic hypertensive chemoreflex[J]. Progress in Cardiovascular Diseases，2004，46（6）:539

［22］FujikiA，MasudaA，InoueH. Effects of unilater-al stellate ganglion block on the spectralcharacteristics ofheart rate variability[J]. Jpn-Circ J，1999，63（11）:854

［23］Pathern，Partabp，Singhb，et al. The sympa-thetic con- tributions to the cardic plexus[J]. Surg Radiol Anat （S0930- 1038），Anat，2003，25:210- 215

［24］Robert E. Booth JR，Richard H.Rothman. cervical angina[J]. Spine，1976，1（1）:28

［25］钱兴皋，慈书平，戴煌等．颈椎病与心律失常的关系[J]. Journal of Practical Eleclec-trocardiology JS，2009，18（1）：37-38

［26］Niyazi G，Mehmet B，Beyhan E，et al. AcuteECG changes and chest pain lnduced by neckmotion in patients with cerical hernia[J]. Angi-olog，2000，51（10）:861

［27］马西宽．老年颈椎病与心律失常相关性探讨[J]．解放军保健医学杂志，2002，4（2）：97-99

第二节　脊骨神经医学，让你的呼吸更顺畅

随着社会的快速发展，人类在享受工业文明带来的高品质生活的同时，有一个"刽子手"也悄悄地在无形中置我们的健康于死地，它就是呼吸系统疾病。其主要病变在气管、支气管、肺部及胸腔，轻者多咳嗽、胸痛、呼吸受影响，重者呼吸困难、缺氧，甚至呼吸衰竭而致死。据统计，近年来该病逐步成为一种常见病、多发病，它在城市的致死率占第三位，而在农村则占首位。

归根结底，工业的发展造成了环境的恶劣变化，大气污染日益严重，加之吸烟、人口老龄化及其他因素的影响，导致支气管哮喘、肺癌、肺部弥散性间质纤维化，以及肺部感染等疾病的发病率、死亡率有增无减。这意味着呼吸系统疾病对人类健康的危害日益严重，如不及时控制，日后将会更为突出，这就需要文明广大医务工作者及全社会的努力，做好呼吸系统疾病的防治工作。

呼吸系统疾病与其他系统疾病一样，周密详细的病史和体格检查是其诊断的基础，X线胸部检查对肺部病变具有特殊的重要作用。由于呼吸系统疾病常为全身性疾病的一种表现，还应结合常规化验及其他特殊检查结果进行全面综合分析，才能做出病因、解剖、病理和功能的诊断，制订科学合理的治疗方案。

本章将结合脊骨神经医学，带大家简单了解平时常见的三种呼吸系统病症。

一、远离咳嗽，使呼吸之树常青

如果用倒置的大树来比喻人体的呼吸系统，那么树根以上是上呼吸道，树根以下是下呼吸道。树干是气管，树枝是支气管，树叶梗是毛细支气管，树叶是肺泡，树叶间隙就是肺间质了。

整个呼吸道都有可能遭受各种外来因素侵袭而发生病理变化，而咳嗽是人体的一种保护性呼吸反射动作，是遭受病毒、细菌等因素引起的呼吸道反应，通过咳嗽能有效清除呼吸道内的分泌物或进入气道的异物。但咳嗽也有不利的一面，剧烈咳嗽可导致呼吸道出血，如长期、频繁、剧烈咳嗽会影响工作、休息，甚至引起喉痛、音哑和呼吸肌痛，则演变为病理现象。

引起呼吸道发生病例变化的外来因素，并不单纯是病毒、细菌，还可能是各种微生物、理化因素、环境因素等，或者是由于脊骨发生错位，刺激和压迫了脊神经，引起该神经分布区的运动、感觉障碍，导致自主神经功能紊乱。

很多人会认为呼吸道与脊骨神经风马牛不相关，其实不然，人体就如一个庞大而缜密的机关，而脊骨就是机关的指挥中枢，跟任何与其相近的内脏器官都有着不可小觑的关联。如果颈椎中下段软组织损伤、小关节错位，就会累及脊神经及颈交感神经中节及下节的星状神经节。由胸椎的脊髓侧角发出的交感神经纤维所构成的椎前交感神经节和椎旁交感神经节分布在脊柱两侧，颈椎椎旁交感神经节的神经纤维也来自于胸椎，这样，颈椎椎旁交感神经的下节与胸椎上节交感神经节就构成了星状神经节。因而当颈胸关节出现软组织损伤、小关节错位，刺激或压迫了星状神经节，就可能引起近百种脊柱相关性疾病。而胸椎所致的脊柱相关性疾病，大部分与胸椎所对应的同名内脏相关联，因而胸椎病变所致的脊柱相关性疾病，多引起呼吸系统的相关综合征，如咳嗽、呼吸困难、咽痛等。

因此，脊骨神经疗法可以从根本上找到咳嗽等呼吸道病症的要害，可以更加有效地进行预防和治疗。

二、面对支气管哮喘不再束手无策

佛陀问弟子，你知道人的生命有多长吗？其中一个弟子答道：人的生命只在呼吸间。佛陀欢喜地说：你已经明白了生命无常的道理。可见能够正常呼吸，是人生存之根本。而现实中，有相当大的一个群体经历着不能畅快呼吸之痛，他们有可能是我们的亲友，经常夜不能寐，彻夜被叫作"哮喘"的病症困扰，束手无策。

哮喘也已成为一种常见病、多发病，目前，全球哮喘患者约3亿人，中国哮喘患者约3000万人。哮喘病是影响人们身心健康的重要疾病之一，如果治疗不及时、不规范，很可能会致命，而当今规范化的治疗手段可使接近80%的哮喘患者的病情得到非常好的控制，工作、生活几乎不受影响。

哮喘患者的常见症状是发作性的喘息、气急、胸闷或咳嗽等，少数患者还可能以胸痛为主要表现。它的主要元凶可能是烟雾、香水、油漆、灰尘、宠物、花粉等刺激性气体或变应原，使患者接触之后不同程度地发作，夜间或清晨症状更容易发生或加剧。这可能是因为T1-T5神经节发出分支形成主动脉丛，与迷走神经分支组成肺丛和食管丛，当夜间长时间休息时，不良睡姿，会促使脊柱发生侧弯或错位而造成脊椎转动及移位，进而导致自律神经功能的紊乱，更严重的挤压甚至会造成胸椎、胸廓形状的改变，最终影响到心肺功能，造成胸闷、呼吸困难等。

脊骨神经疗法是在我们对哮喘束手无策的时候出现的"救星"，可以有效纠正脊柱错位，控制病症，维持人体正常活动；使肺功能水平接近正常；预防哮喘急性加重；避免因哮喘药物治疗导致的不良反应；提前预防哮喘导致的死亡。

三、告别咽喉炎，保持人体"咽喉要道"畅通

我们经常用"咽喉要道"来形容极其重要的交通运输通道，可见"咽喉"的重要性。在人体中，"咽喉"便是从外界向体内输送各种营养、空气等物质的要道，可谓"一夫当关"。如果这里出了问题，那么整个身体机能多多少少都会受到影响。

咽喉炎便是这"交通要道"经常出现的症状，它的常见症状有喉感不

适、发声改变、咳嗽、异物感、烧灼感、干燥感、隐痛感，在多讲多唱后尤为明显，经过休息症状可以减轻或消失。患者自觉讲话较轻较弱、音调变低、沉闷费力，这些症状经噤声后有所减轻或消失，但恢复用嗓后又会出现，时好时坏，反反复复，病程漫长，给患者生活带来很大的不便。

声音嘶哑是最主要的症状，声音变低沉、粗糙，晨起症状较重，以后随身体的活动而增加，咳出喉内分泌物后会逐渐好转，次晨又变差，噤声后声嘶减轻，多讲话又使症状加重，呈间歇性，日久演变为持续性。

讲话或演唱前，往往有想咳出喉内分泌物的清喉声，喉部分泌物增加，常觉得有痰黏附，每当说话，需咳嗽以清除黏稠痰液，此种情况，往往是患者喊声过度所致，咳不出多少分泌物，这种干咳却会导致长时间的鼻塞、流鼻涕。这种情况下，张口呼吸以及炎症分泌物会刺激喉部黏膜，从而容易使声带水肿、充血，时间长了可引起声带肥厚或声带小结，甚至发展为息肉，导致声音嘶哑。这有可能是由于颈椎前缘直接压迫食管后壁而引起食管狭窄所致，也可能是因骨刺形成刺激了舌咽神经和迷走神经咽支，以及食管周围的软组织而发生的刺激反应。

此时，我们就可针对脊柱曲度及力平衡进行调整，来解除刺激和压迫，从而达到调整机体免疫功能、调节植物神经功能紊乱、改善酸性体质、控制呼吸道感染来恢复症状的目的，这就是我们所说的整脊疗法。

颈、胸椎整脊相关重点治疗椎示意图（图3-7~图3-8）。

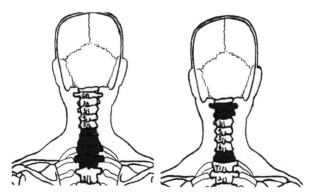

图3-7　C1，C2；C4-T2（咳嗽，咽喉炎治疗椎）

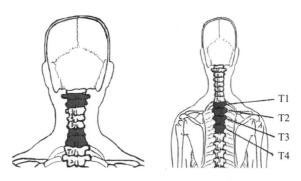

图3-8　C1、C2；C6、C7；T1-T4（支气管哮喘治疗椎）

1.颈、胸椎整脊手法

在整脊前需要由专科医生先做专科检查，针对检查出的病源区做充分的关节及软组织舒缓，其过程包括按揉、舒展、叩打、深部搓揉、持续按压、指捏等舒筋活骨法，其目的是使神经得到刺激，增加新陈代谢；使肌肉松弛，血液循环改善，为进一步手法矫正做好基础，实现治疗事半功倍的效果。

2.操作方法

（1）患者俯卧，医者双手拇指重叠，由头向足推压棘突正中及两旁（图3-9~图3-10）。

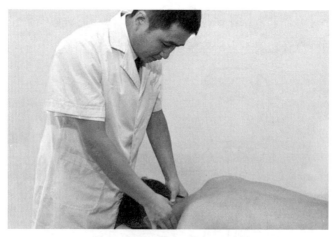

图3-9　颈椎舒缓—C2-C3推压棘突

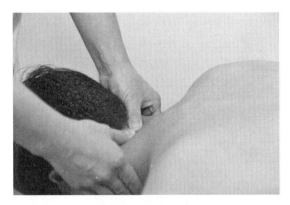

图3-10 颈椎舒缓—C2-C3推压棘突旁侧

（2）患者仰卧，医师以一手的食指置于枕骨下缘，托住患者的头；另一手握住患者下巴。先轻微牵引，然后向不痛的一侧旋转到极限；稍后再向痛侧做；然后再做胸锁乳突肌、斜方肌的舒缓（图3-11~图3-12）。

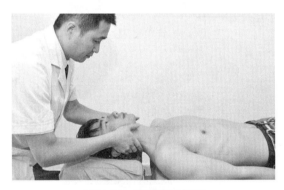

图3-11 颈椎牵拉舒缓

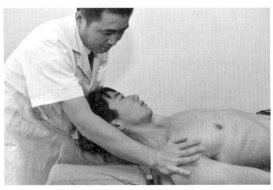

图3-12 牵拉胸锁乳突肌、斜方肌舒缓

（3）患者仰卧，医师的双臂交叉，双手置于患者的左右肩上。医师以手臂向前、向左或向右推动，是对斜角肌、斜方肌和肩胛提肌的舒缓（图3-13~图3-14）。

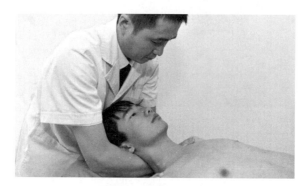

图3-13　斜角肌、斜方肌、肩胛提肌舒缓

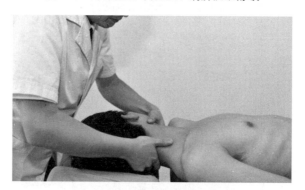

图3-14　旋侧胸锁乳突肌舒缓

（4）患者仰卧，医师做左右侧弯（图3-15~图3-16）。

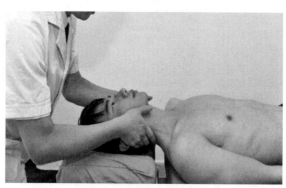

图3-15　颈椎牵拉舒张

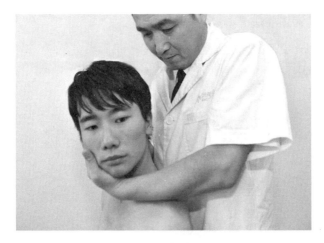

图3-16　颈椎侧弯舒缓

（5）患者俯卧，头下低，医师双手十指相扣，以两手掌根部挤压颈椎两侧做舒缓（图3-17）。

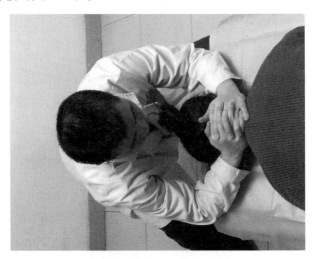

图3-17　C2-C6棘旁舒缓

3.手法矫正

（1）未做X线照片的不做矫正治疗。

（2）肌肉紧张痉挛，未做舒缓不做矫正治疗。

（3）紧张恐惧不配合者不做矫正治疗。

（4）重度骨质疏松、椎体破坏、融合、强直不做矫正治疗。

4.颈椎的矫正手法（图3-18~图3-24）

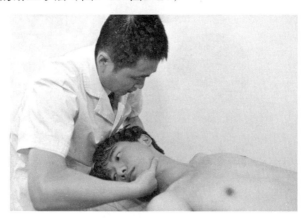

图3-18　仰卧中直矫正

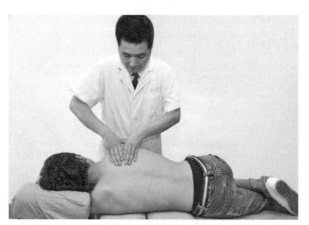

图3-19　肩胛推压矫正

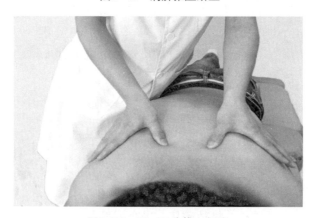

图3-20　T1-T3分推、舒张

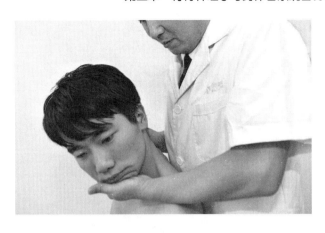

图3-21　颈椎侧旋转矫正

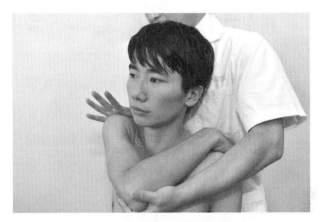

图3-22　肩胛锁位坐姿矫正

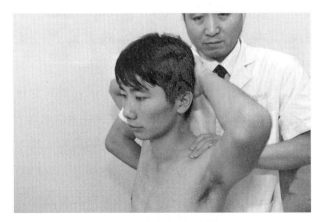

图3-23　C2-T2直立均抗矫正

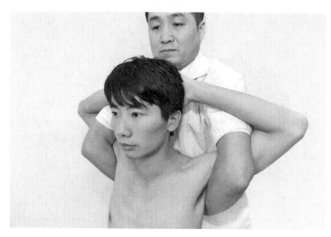

图3-24　T1—T3立式矫正

《中庸》里有句话说："万物并育而不相害，道并行而不相悖。"一语中的，形容一种整体的和谐与平衡。人体内脏器官也是一个遵守和谐的整体，内脏功能是否正常，是以其相互之间能否保持平衡、和谐与合作为依据，而能控制各个内脏的平衡、和谐与合作的，就是自律神经（交感与副交感神经）。换而言之，一旦人体中任何一个器官的交感或副交感神经的功能发生紊乱，那么这个器官的功能就必定失去平衡、和谐与合作，该器官也就出问题了。

在日常诊治患者的过程中，我们常遇到一些患者，出现呼吸困难、胸闷、咳嗽等症状，自认为患了"心脏病"，忧心忡忡地来医院就诊。但大多数患者X摄片、心电图及超声心电图检查都很正常。这并非是器质性疾病，而是一种自律神经功能紊乱所造成的疾病。

脊骨神经医学也是从脊椎的结构角度上来研究健康和疾病的一门学科，对脊柱的机械力学和神经学的相互关系尤为注重。肌肉骨骼结构的错位使神经系统的功能发生紊乱，从而导致疾病的发生。特别需要强调的是，脊椎错乱还会引发神经根、交感神经、椎动脉及脊髓损害所产生的内脏病变和症状。通过整脊手法则可以直接刺激和分离脊柱两侧的软组织结节，解除脊神经、内脏神经的受压症状，使脊神经与内脏神经的失调功能得以调节，从而恢复支配内脏神经的正常生理功能，使相应内脏器官得到调整，达到调节内脏、平衡自主神经、改善微循环、治疗内脏疾病的目的。

　　特别提示：不是所有的内科病症都适合脊骨神经疗法，急重症要采取相应病症诊疗指南积极治疗，对一些常见病、多发病，在常规治疗无显著疗效或无效的情况下，排除脊骨神经疗法禁忌证后，均可采用脊骨神经疗法治疗。

第三节　脊骨神经医学解决泌尿、生殖系统的尴尬

一、让女性烦恼的尿道综合征

　　在外企工作的李女士，近期遇到了一个让她尴尬又苦恼的难题。她常常感到尿频、尿急，而且在精神紧张或情绪低落的时候就会加重，晚上尤为严重，有时候一夜要起好几次，却每次只尿一点点，影响了睡眠，导致第二天精神不振，工作也受到了影响。为此，李女士多次去医疗单位就诊，被诊断为"女性尿道综合征"。

　　女性尿道综合征（female urethral syndrome，FUS）又称尿频尿急综合征，多见于中青年已婚妇女，表现为反复发作尿频、尿急、尿痛、耻骨及肾区疼痛、下腹坠胀、尿量减少，每次只有少许尿液或滴血，而尿常规化验正常，中段尿培养阴性。这是一组症状群，不应视为一个疾病，但目前对这种综合征的定义有多种。由于尿动力学的快速发展，大多数学者认为女性尿道综合征产生异常排尿症状的直接原因是膀胱尿道功能障碍。中华医学会泌尿外科学分会已将女性尿道综合征归于膀胱过度活动症，是一种以尿急为特征的综合征，常伴有尿频和夜尿症状，可伴有或不伴有急迫性尿失禁。

　　随着脊骨神经医学的不断发展，女性尿道综合征也将被攻克，女同胞

们可不必再为此烦恼不堪。人体腰椎间关节错位可导致腰骶丛神经根受到刺激或压迫，引起该神经分布区的运动、感觉障碍，从而引起自主神经功能紊乱，导致胃肠功能紊乱、排尿功能障碍等。我们采用电针联合整脊疗法成功治疗女性尿道综合征合并腰椎间关节错位22例。

本组22例均为本院外科及针灸科女性已婚患者，年龄41~60岁，平均（48.64±3.25）岁；病程6个月~6年，平均（3.75±1.85）年，均有典型的尿频、尿急、排尿不畅及腹坠胀等症状，多次尿常规检查、尿培养、泌尿系B超检查均正常，体检无尿道口病变。但无一例外的是，这些患者都伴有腰椎问题，部分腰椎活动受限，局部有压痛或可触及肌痉挛、硬结，腰棘突、横突偏移；腰椎X线片显示腰椎关节间隙对称性有不同程度改变，椎体倾斜、旋转造成椎间关节错位，呈现双边征、双突征，侧位片显示脊椎变直或反张，正位片显示脊椎侧弯、错位，呈现双边征、双突征，侧位片显示脊椎变直或反张，正位片显示脊椎侧弯。这再一次有力地印证了脊骨神经对周边脏器官的无形影响。诊断及排除标准参照《2011版中国泌尿外科疾病诊断治疗指南手册》中女性尿道综合征的诊断标准，并参照《脊椎病因治疗学》及X线片检查进行腰椎关节错位诊断。排除严重心、脑、肝、肾疾病及神经原性疾病、外伤等引起的排尿功能障碍。

二、女性泌尿系统综合征的整脊疗法治疗

用整脊疗法以腰椎左侧受限为例，患者俯卧于治疗床上，医者站其左侧，运用揉法或攘法放松脊椎两侧软组织，上至第10胸椎，下至双侧臀部，遇到痛敏感区时以一指禅推法治疗10~20分钟。

患者侧卧，左侧在上，右手掌放于左肩关节处，左手肘弯曲，放于左腰部，右腿微弯平放于治疗床上，左腿弯曲，左脚背钩在右腿膝窝处，全身放松。医者以左腿前弓，右腿后曲姿势，面向患者头部，立于患者前面，右手中指定位于患椎棘突处，左手拉住患椎的右手臂向上拉，当拉到医者右手中指感到骨头动时即停（锁定）。医者右手的豆状骨推开患部附

近的软组织后，贴于患椎左侧横突上，手肘尽量收回靠近患者的身体，左手稳住患者的左肩后，接着医者将自身的重量在弯背沉腰的同时，下压于右手豆状骨上，瞬间发力，完成矫正，发力方向是由后向前。矫正完成后，需继续放松腰背部软组织10分钟。隔日1次，每周治疗3次，连续治疗3周。

脊骨神经疗法针对此类有背痛、胸椎退行性变、小关节紊乱征的尿道综合征患者，通过特殊手法可以调整脊柱平衡、改善脊柱关节的活动度，作用于椎间关节、关节囊，缓解关节周围粘连软组织的晨僵，松解粘连，从而改善椎间关节紊乱。

女性尿道综合征属中医学临床淋证范畴，其发病与膀胱、肾功能异常有关。我们依据辨证论治原则，遵循"内闭不得溲，刺足少阴、太阳与骶上以长针"（《灵枢·癫狂》），取膀胱经会阳、肾腧治疗本病。肾腧为肾之背腧穴，位于第2腰椎棘突下，旁开1.5寸，其穴位分布有第1腰神经后支的外侧支，深层有第1腰丛，内有第1、第2腰髓侧角发出的交感神经纤维，控制尿道内括约肌收缩。针刺肾腧可使膀胱容量增大，减少排尿次数。会阳即意指膀胱经经气由此会合督脉阳气，位于尾骨尖旁0.5寸，深部有阴部神经干。阴部神经属于躯体运动神经，支配尿道外括约肌，可随意控制尿道外括约肌的舒缩，从而减少排尿次数。低频电刺激能最大限度地抑制逼尿肌收缩，保持内、外括约肌松弛，增加膀胱容量，调节膀胱的贮尿及排尿功能，改善压力性尿失禁的临床症状。我们联合整脊疗法纠正腰椎关节错位，消除关节错位导致腰骶丛神经根受到刺激或压迫，与电针疗法起到了很好的协同的作用。采用电针联合整脊疗法治疗女性尿道综合征合并腰椎间关节错位临床疗效确切，可明显促进患者病情恢复，减少日排尿次数，增加日排尿量，且无明显不良反应，丰富了临床的治疗方法。

脊骨神经医学可以让女性尽快摆脱尿道综合征的困扰，回归正常生活轨道，继续为创造美满家庭、正常工作而努力绽放光彩。

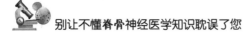

三、让男性问题不再难以启齿

从亚当和夏娃偷尝禁果那一刻起，便开始了人类世代繁衍不息的旅程。这其中，人类的性是繁衍的基础，是一种自然的本能与生理心理现象，男女两性在完成繁衍后代的一生中，享受性及性生活带来的快乐是永恒的追求，良好的男性性能力是两性获得完满性生活的基础。

然而男性性功能障碍就如幸福生活中一个极不协调的音符，导致丈夫的无奈、妻子的遗憾。男子性功能障碍是指男性性功能和性满足无能，常表现为性欲障碍、阳痿、早泄、遗精、不射精和逆行射精等。性行为既是本能的更是以精神心理活动为基础的生理活动，因而男子性功能障碍除部分因全身疾病引起外，多因生殖系统疾病等器质性病变所致。

目前该病的发病机制并不十分明确，一般认为，患者不仅存在着不同程度的精神心理性异常，如抑郁、不安、焦虑、强迫症和敌对心理等因素，而且有着神经病理性器质性病变。在治疗方面，无论是现代医学还是传统中医疗法，都存在着一定不良反应或者疗效不明确的缺点，而脊骨神经医学对此则有着安全有效的疗法。脊髓对勃起和射精控制主要由下列结构成分来完成（图3-25~图3-27）。

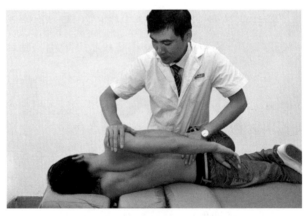

图3-25　定肩压膝式

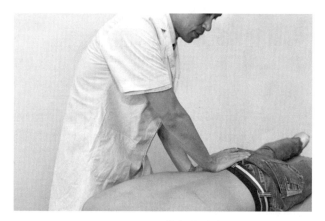

图3-26　腰椎舒展手法

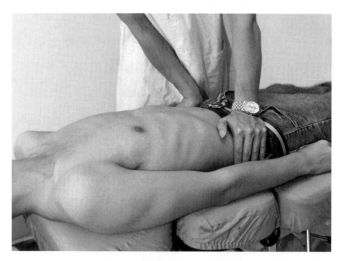

图3-27　骨盆挤压分离实验

第一是传入神经，它的作用是将生殖器得到的各种刺激传至脊髓；

第二是脊髓的勃起和射精中枢，位于脊髓S2-S4段的副交感神经勃起中枢，经接受外界刺激并指示相应性器官做出反应；位于脊髓T11-L2段（图3-28）的交感性勃起中枢，用来传递由大脑传来的中枢性信息刺激。脊髓的射精中枢也有双重定位，其一是位于脊髓T11-L2段的交感神经段，性欲高潮的第一阶段，精液射出均由该中枢控制；其二是脊髓S2-S4段，但此处是自主性或称体神经系统支配的。

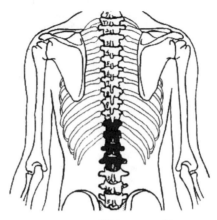

图3-28　脊髓T11-L2段

反射弧的第三部分由效应器，即传出神经构成。当性冲动传出后，脊髓副交感勃起中枢发出神经冲动，经副交感神经传送到阴茎海绵体动脉，使阴茎组织大量充血引起勃起；反过来，阴茎勃起便会消退。如果性刺激足以引起性高潮，则另一个反射机制开始发挥作用——由T11-L2的交感中枢通过下腹部的交感神经引起精囊、输精管和前列腺收缩，将各自的内容物排出混成精液，同时神经冲动引起膀胱内括约肌收缩，防止精液进入膀胱或尿液进入尿道；另外，坐骨海绵体、球海绵体肌、尿道及会阴部肌肉有节律地强烈收缩把精液射出。

这个过程中，如果有腰椎间盘突出症、椎间盘突出压迫脊神经，导致支配阴部神经损失，出现勃起（骶髓S2-S4阴部神经含有感觉神经纤维和运动神经纤维，与勃起有关）、射精神经的传导功能受压障碍，从而导致性功能障碍，引起大脑性唤起抑制，性传入或传出神经传递功能障碍、脊髓病理损伤或内分泌功能紊乱引起雄激素分泌不足等，在临床上可表现为性欲下降，重者出现阳痿；若大脑性兴奋或抑制射精中枢失调，可表现为早泄或不射精。若射精中枢神经调节功能紊乱，尿道阻塞可出现逆行性射精。

传统中医认为性功能障碍与多种因素有关，与虚损（肾、心、脾虚）

和肝经湿热关系最为密切。依据朱丹溪的"主闭藏者肾也，司疏泄者肝也，二脏皆有相火，而其系上属于心"的理论观点，主要是与"心肾失交"有关，建立"心—肾—精"的射精轴理论，从督任二脉着手，突出以心肾为脏腑的治疗核心，通过脊柱推拿手法调节机体的阴阳平衡。射精反射受脊髓射精中枢的调节，也受大脑射精中枢的调节，后者对前者起到控制作用。该类患者往往由于缺乏性知识，过分紧张、激动以及夫妻之间配合不好等原因而引起大脑射精中枢失调，导致射精功能障碍，并表现为焦虑、抑郁、紧张和失望。

据研究发现，所有患者在T10-L2脊旁可找到明显压痛点，左右分布不等；有1例患者出现明显脊柱侧弯（图3-29）；伴有腰酸症状者占52.6%，全部患者出现骶髂关节错缝。这些阳性体征分布与主管射精的射精中枢（胸髓下段、腰髓下段和脊髓骶段）所对应的脊柱区域相吻合。经脊骨神经学特殊手法配合行为疗法治疗后，治疗组前后比较由病情重度向中度或向轻度转变的患者明显增多；并且与对照组治疗后阴道内射精潜伏期相比，脊柱推拿手法＋行为疗法组同样高于单纯行为疗法组，差异有显著性。

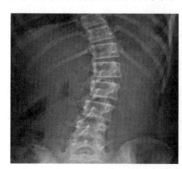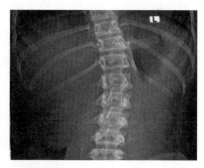

图3-29　腰椎侧弯矫正前、后

男性性功能障碍持续性地困扰着男性朋友，脊骨神经疗法通过特殊手法改变了相应椎体的髓核与受压神经根之间的位置关系，减轻或解除了对神经根的压迫而达到治疗目的。腰椎间盘突出、脊柱滑脱、脊柱侧弯、小关节紊乱致使压迫脊神经（阴部神经），因而引起不同程度的性功能障碍，所以当改善了椎体与椎体间的关系，减轻了胸腰椎症状的同时，也改善了性功能障碍。

四、摆脱不孕症之痛

王女士已经35岁，眼看着身边的朋友、同学一个个抱上了宝宝，和自己一样大的闺蜜，儿子都已经六岁，可是自己结婚三年，无论怎样努力，肚子始终没有消息。"不孕症"这个沉重的包袱，加上周围的压力，如一个千斤顶，压在了她的头上。

据不完全统计，我国不孕症中女性因素占60%，10%~15%的育龄期女性患有不孕症，其发病率呈逐年上升趋势。临床发现多种因素（卵巢因素、输卵管因素、子宫因素、免疫因素、内分泌因素和感染等）可导致女性不孕。

那么，具体什么样的症状才可以诊断为不孕症呢？我们先从人类的生殖系统说起。人体生殖系统分男性和女性两类，按生殖器所在部位，又分为内生殖器和外生殖器两部分。男性内生殖器包括睾丸、附睾、输精管、射精管、精囊腺、前列腺等，外生殖器有阴茎和阴囊；女性内生殖器包括卵巢、输卵管、子宫和阴道，外生殖器有阴阜、阴蒂、阴唇、处女膜和前庭大腺等。不孕不育是生殖系统最常见的疾病之一，而脊柱的病变引起生殖器官中其支配神经损伤发生性功能障碍，是导致不孕不育的原因之一。

不孕不育（Sterility infertility）又分为不孕症和不育症。育龄夫妇双方同居一年以上，有正常性生活，没有采用任何避孕措施的情况下，未能成功怀孕者称不孕症。来就诊的很多不孕症患者多多少少都表示有腰痛的问题，但是妇科腰痛可由多种因素引起，如月经病、带下病、妊娠病、妇科杂病以及节育手术后遗症等。例如子宫颈发炎后，会出现白带增多和局部瘙痒、刺痛等症状，在炎症的刺激下会引起腰部疼痛。子宫正常位置是前倾前屈位，如果子宫后屈，位置发生异常改变，支持子宫的韧带受到过度牵引，同时部分神经受到压迫，就会引起腰痛；又如子宫脱垂，子宫沿阴道向下移位，由于盆腔支持组织薄弱和张力减低，腹腔压力增大，就会产生下坠感，并因牵拉而出现腰痛。

近年来，有研究显示约有53.06%女性不孕症患者伴发隐性脊柱裂，说明隐性脊柱裂与女性不孕症的发病极其相关。隐性脊柱裂是椎管闭合不全中最为多见的一种，多见于腰骶部，有一个或几个椎体的骨质未长闭合，出现椎管里面的脊髓神经不能包裹完全。绝大多数的隐性脊柱裂终身不产生症状，也没有任何外部表现，偶然在X线片时被发现，腰骶部皮肤有色素沉着，皮肤可有脐形小凹、毛发过度生长或合并脂肪瘤。而脊柱侧弯、腰椎间盘突出、腰椎滑脱等脊柱不同程度改变，使未闭合的椎管受力改变，影响盆腔内脏神经，导致这些神经的靶器官（子宫、输卵管和卵巢等）的形态、结构或功能异常。卵巢皮质异常表现为原始卵泡不能发育。髓质异常出现激素分泌紊乱或失调、表现为多囊卵巢综合征、高泌乳素血症、卵巢储备功能降低、黄体功能不足、抗精子抗体和抗卵巢抗体阳性、子宫内膜异位症和子宫畸形的高发生率。输卵管异常表现为输卵管平滑肌功能障碍、肌层由远及近的节律性收缩消失，神经源性卵子失运送；因神经内分泌免疫内环境的改变、输卵管和子宫对多种疾病的易感性增高、对人工流产等不良刺激耐受性降低、易于感染、出现炎性卵子失运送、受精卵着床困难和胚胎发育基础不良，造成不孕症的发生。

隐性脊柱裂图片（CT、DR、MRI）（图3-30~图3-31）。

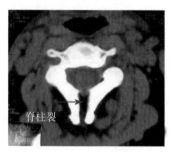

图3-30 脊柱隐裂CT

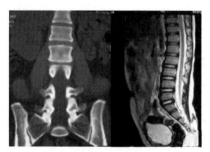

图3-31 腰骶椎隐裂DR、MRI

整脊疗法主要是调节腰椎与盆腔器官的脊髓节段，使其相一致，使子宫做好怀孕的准备。脊骨神经疗法通过特殊手法改变了腰椎椎体间的关系，减轻或解除了对椎管内髓质的压迫、刺激而达到治疗目的。

脊骨神经医学利用传统疗法给无数家庭带来福音，帮助他们告别不孕不育的伤痛。

参 考 文 献

［1］那彦群，叶章群，孙光.2011版中国泌尿外科疾病诊断治疗指南手册[M].北京:人民卫生出版社，2011:468

［2］龙层花.脊椎病因治疗学[M].北京:世界图书出版公司，2012:4.5

［3］史金环，高维滨.电针治疗压力性尿失禁的临床观察[J].针灸临床杂志，2007.23 (4) :33

［4］刘继红，熊承良，主编.性功能障碍学[M].北京:中国医药科技出版社，2004，41：42–132

［5］白端.推拿治疗肾虚型早泄59例[J].按摩与导引，2001，17（5）:23–24

［6］薛明新，金宏柱.脊柱推拿配合针刺治疗早泄20例临床观察. 中国现代医生，2008，46（18）:89–90

［7］张笑春，季彬，工健，等.CT–VRT重建技术对腰骶部隐性脊柱裂的诊断价值[J].局解于术学杂志，2012，21（3）:239–242

［8］张笑春，屈清华，季冰，等.腰骶椎隐性脊柱裂女性不孕症的临床研究[J].局解于术学杂志，2012，21（5）:504–506

［9］张笑春，屈清华，季冰，等.伴发腰骶椎隐性脊柱裂女性不孕症的内分泌研究[J].实用妇产科杂志，2012,28（8）： 678–682

第四节　脊骨神经医学让各种病症减少治疗弯路

除了前述呼吸、循环、消化、泌尿等一些病症与脊骨神经医学联系密切外，还有其他一些系统病症的发生、发展与脊骨神经医学有着某种潜在的联系。换句话说，通过恰当的脊柱调理及保养可以使患者少走弯路，预防或避免一些疾病的发生。这样的疾病多是一些全身性疾病，病情复杂，发病机制不确切，对患者本人、家庭及社会都是一种沉重的负担，如糖尿病、强直性脊柱炎（罗锅）、帕金森病、阿尔茨海默病（老年痴呆）、癌症等，尤其是后三种疾病，很多人觉得距离自己很遥远，实际上它们的发病率正呈逐年上升的趋势，发病早中期常不易察觉，一旦发现，恶果便很难扭转。随着老龄化、食品不安全、环境污染、工作或生活压力等负面因素的增加，这些疾病在未来很可能还要继续快速增长。

需要说明一点，前面章节中，我们提到了一些脊骨神经疗法的禁忌证问题，对于骨质破坏、严重骨质疏松、全身条件极差合并严重心肺疾患的患者并不适合进行脊骨疗法，那么，这与本章节中所述疾病的脊柱调理是不是矛盾呢？我们的答案是：不矛盾。理由是：对我们本章节所述疾病，尤其是强直性脊柱炎（罗锅）、帕金森病、阿尔茨海默病（老年痴呆）、癌症等进行脊柱调理，主要是针对涉及有发病的危险因素及人群进行及早脊柱干预调理，从而预防这类疾病的发生。换而言之，对待这类疾病，脊柱调理的本质是预防重于治疗。

下面我们将分别对此类疾病与脊骨神经的关系进行概述。

一、绿色无创手法，使糖尿病患者回归正常生活

糖尿病是当今社会最常见的疾病之一。国际糖尿病联盟2007年底的数据显示，全球范围内受到糖尿病影响的人口总数约为2.46亿人，预计

到2025年，全球将有3.8亿人受到糖尿病困扰。中国是世界上人口最多的国家，庞大的人口基数使其承受着沉重的糖尿病负担，目前我国糖尿病患者将近4000万人。人口老龄化和居民生活方式的改变，使得我国的糖尿病患病率呈现明显的上升趋势。据国家卫生部调查显示，我国每天约新增3000例，每年约增加120万糖尿病患者，其中约95%为Ⅱ型糖尿病患者。

许多人都知道，糖尿病本身已经是个重大问题，但这种疾病带来的诸多不良反应和并发症更加严重。新出现的晚期肾病病例中有1/3是由糖尿病引起的，每5名糖尿病患者中有4名最终并非死于糖尿病，而是死于糖尿病并发的心脑血管不良事件（冠心病、脑血管意外或外周血管疾病），成年人截肢和失明的最大病因就是糖尿病。

患者经常询问医生，糖尿病是怎么得的。医生一般会回答，胰腺分泌胰岛素不足即会产生糖尿病，这也是教授们课堂上传授给学生们的话。可是很少有医生或患者退一步想一想，胰腺为何会分泌胰岛素不足呢。回答这个问题其实并不难，胰腺分泌胰岛素的功能受胰腺神经的影响，各种直接或间接影响胰腺神经功能的因素都会使其功能下降、血糖升高。临床大量资料显示，相当一部分糖尿病患者经各种降糖药甚至较大剂量胰岛素治疗后，其疗效仍不尽人意，血糖、尿糖化验仍居高不下，询问病史，他（她）们大都有背痛、胸椎退行性变、小关节紊乱征病症，查体可见背肌痉挛压痛、椎间关节压痛、结节、条索状改变。这些脊柱退变、椎间关节紊乱、软组织炎症粘连可以影响胰腺神经，使胰腺分泌功能下降，那必然会使血糖升高，形成糖尿病也就很自然了。

脊骨神经医生发现针对此类有背痛、胸椎退行性变、小关节紊乱征的糖尿病患者，其特定胸椎（胸7、胸8、胸12）常有明显压痛、皮下结节或条索等异样不适感，通过特殊手法进行脊柱平衡调整（图3-32、图3-33），改善脊柱关节的活动度，松解椎间关节、关节囊周围软组织的粘连从而改善椎间关节紊乱，可减少胰腺自主神经的刺激，改善胰腺的功能，对糖代谢有积极干预作用，可明显改善糖尿病临床症状，降糖效果显著。

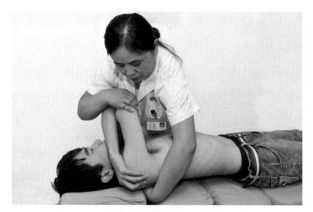

图3－32　第7胸椎抱颈平行肘式直压矫正法

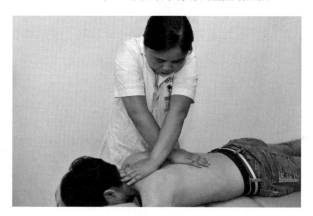

图3－33　第7胸椎双手交叉式直压矫正法

大量临床资料证明，脊骨疗法可以明显降低糖尿病患者空腹血糖和餐后2小时血糖，其降糖机制可从以下两方面解释。

中医学认为，2型糖尿病属祖国医学"消渴"范畴，近年研究认为糖尿病的基本病机为脾气亏虚、肾阴不足、痰湿内蕴、瘀血阻络。其病程缠绵、久病成瘀，其全程基本都存在不同程度的瘀血阻滞。在此需解释明确一点，糖尿病的患者是血液里糖高，并非身体器官中糖高，而事实上身体器官中是缺糖这种燃料，所以会全身没劲。我们采用脊骨疗法，刺激脊柱两侧背腧穴并调整脊柱小关节及其周围软组织失衡状态，打通瘀滞的经络

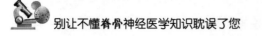

组织，经络顺畅以后，血液中的糖分就能够根据组织需要迅速输送到人体组织的各个器官。当人体器官长久缺糖时，它的糖需求量非常大，这就像开闸放水一样，久旱遇水，一下子吸收了，这样血液中的高血糖状态也得到了释放和缓解，从而使糖尿病患者的血糖即使不用药物干预也能迅速下降。我们发现，通过整脊手法治疗糖尿病，首次血糖下降幅度很大，患者反而感到全身有劲，有种很多年前的精力又回来的感觉，身体无异常不适发生。

西医学认为，植物神经系统管理着消化、生殖、泌尿等器官的新陈代谢，主要支配内脏和血管中的平滑肌及腺体。植物神经又分为交感与副交感神经两大部分，各脏器都受二者的双重支配。当机体受到良性刺激（如脊柱调整）时，副交感神经功能增强，使血管舒张，消化道蠕动增强，括约肌弛缓，腺体分泌增加，加强机体内新陈代谢，使肌肉组织内的葡萄糖得到充分利用，使血液中的葡萄糖迅速到达肌肉和其他组织内，血糖下降；副交感神经兴奋，还可直接促进胰岛素的分泌，使血糖下降，两者相合，达到降糖目的。

脊骨疗法治疗糖尿病过程中需要注意的是，密切监测血糖变化，应根据血糖下降情况逐步停口服药直到血糖完全正常，观察三个月后方可完全停服降糖药。这是因为胰岛功能恢复及植物神经功能的恢复稳定需要一个较长的时间过程。另外，治疗过程中，控制饮食摄入量、减轻体重、降低血脂、增加活动量、保持精神愉快，也是治疗该病不能忽视的因素。强调一点，脊骨疗法再好，也不是所有糖尿病患者都适合，并发其他脏器严重疾病、严重骨质疏松症、年龄在70岁以上或体质弱者均不适合脊骨疗法。

最后提一下，脊骨疗法治疗2型糖尿病虽有理论基础及临床疗效支持，但它毕竟不是治疗2型糖尿病的主流手段。脊骨疗法的临床科研资料还有限，但是它的绿色无创、效果显著的特点，使我们坚信随着临床实践及科研的不断深入，越来越多糖尿病患者会将脊骨疗法作为他们治疗的主要选择，脊骨疗法的优势也许会决定未来糖尿病治疗的发展方向。

二、"罗锅"畸形——强直性脊柱炎

天气好时，自由自在地在小路上漫步行走，偶尔仰头看看蓝天白云，累了平躺在草坪上或路边长凳小憩一会，这对一般人而言是很容易做到的事情，但对于有些人来说，这只能是一种奢望。因为他们已经患上了一种叫作"强直性脊柱炎"的疾病，脊柱变形，"罗锅"畸形，注定了他们的一生除非利用手术矫形，否则只能过着"面朝黄土背朝天""低人一等"的痛苦生活。

强直性脊柱炎这个病名很多人从未听说过，其实它是一种很古老的疾病，从几千年前古埃及人的骨骼中就发现有它存在的证据；距今2000年前，希腊名医希波克拉底也描述过这类骶骨、脊椎、颈椎部疼痛的疾病，英文简称"AS"，属风湿病范畴。其特点是腰、颈、胸段脊柱关节和韧带以及骶髂关节出现炎症和骨化，常累及髋关节。多发于16~30岁的青年人，男性多见。

这类病起病不明显，进展可快可慢。早期有下腰背部疼痛和晨起僵硬，活动后减轻，并可伴随低热、乏力、食欲减退、消瘦等症状。开始时疼痛是间歇性的，数年后发展为持续性肌肉关节严重疼痛，无法下床，翻身困难，那种痛苦折磨只有亲历的人才能切身体会得到，将其形容为"生不如死"真不为过。为减轻疼痛，患者站、坐、卧喜欢脊柱前屈，久而久之，整个脊椎就会强直形成罗锅畸形，严重者只能看到足前方地面。强直还会累及髋、膝，若脊柱及双侧髋、膝关节均在畸形位强直后，多数患者卧床不起或借助双拐或扶按板凳勉强行走；若在功能位强直，则可直立并利用身体转动和踝部屈伸缓慢步行。如不慎跌倒，常易引起颈椎骨折、脱位甚至四肢瘫痪（图3-34）。

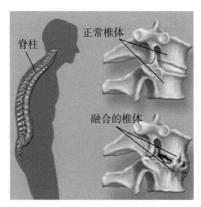

图3-34　正常椎体与融合椎体的骨骼差异

说到这儿，该有人质疑了。台湾某位天王级歌手也是一名强直性脊柱炎患者，但他在舞台上却动如脱兔，生活中打篮球、玩赛车样样精通，没你说的那么恐怖嘛。其实这也是我下面要提及的，强直性脊柱炎虽然致残率高，但若能早期预防、早期发现、早期治疗，患者还是可以和疾病和平相处、正常生活的。

强直性脊柱炎属于脊柱相关性疾病，在此类疾病治疗中，中西医都十分重视"筋骨并重"的理论指导。脊柱相关疾病的出现，其根本原因是脊柱的平衡失调，而脊柱的平衡离不开肌肉、韧带等软组织，即"筋"的维系。根据大量临床观察，脊柱病往往是筋骨并病，筋病先于骨病，而筋病伴随脊柱病的整个发病过程。

中医讲究"治未病"和"既病防变"，通俗地说就是强调早期预防、早期治疗的重要性。如果我们在一些高危人群（有家族遗传史的、长期在寒冷潮湿环境中工作、生活的人等）进行早期脊柱保养，在患者群病变早期，主要病变部位还在"筋"时，通过调节脊柱周围的"筋"——关节周围的软组织，抑制滑膜、韧带等的增生、肥厚、炎性改变，那么对于阻止疾病发生及缓解病情、改善脊柱关节的活动度、纠正畸形是非常有效的。千万莫待病变晚期出现关节囊和韧带骨化、关节软骨钙化和骨化时再想起脊柱调理，那时只能是悔之晚矣。

大量临床实践证实，脊骨疗法可以治疗早中期强直性脊柱炎，作用机制主要有三点：①改善脊柱关节的活动度：手法作用于椎间关节、关节囊，产生力的效应，起到生物力被动运动治疗的作用，从而增强关节活动度，松解粘连；②改善脊柱的营养供给，改善脊柱周围微循环，增强局部血流量，加快炎性物质吸收，改善组织供氧和物质代谢，促进炎症消退；③缓解肌肉痉挛，纠正神经肌肉嵌压所致的疼痛。

俗话说，疾病三分治七分养。疾病康复，日常保健特别重要。对于强直性脊柱炎患者而言，脊柱调节及保养对于保持躯体柔韧、平衡，维持良好功能状态意义重大。除了脊柱保养外，建议日常生活起居应做到：食用富含蛋白质及纤维素的食物；勿劳累，避风寒；保持良好的姿势，卧硬板床，低枕或不用枕睡眠。

三、告别"谈癌色变"的旧时代

近些年，癌症发病率居高不下，造成"谈癌色变"的社会恐慌。癌症到底有多可怕，如何找到治疗它的方法也一直是备受人们关注的话题。

癌症又被称为"恶性肿瘤"，根据国家癌症中心一项调查显示，2010年全国恶性肿瘤发病率为235.23/10万。我国现有癌症患者700万人，每年新增癌症患者约200万人，每年因癌症死亡人数约170万，每死亡5人中有1人死于癌症，0~64岁每死亡4人中有1人死于癌症。以上数据触目惊心，自以为癌症离自己很远，其实癌症真正距离我们每一个普通人并不远。

什么是癌？通俗地讲，癌是由正常细胞"叛变"衍生而来。打个比方，人体其实是由一个个细胞组成的社区，每个细胞照章行事，知道何时该生长分裂，也知道怎样和别的细胞结合，形成组织和器官。而构建不同组织的"图纸"，就是基因。现在医学家认为，人人体内都有原癌基因，绝对不是人人体内都有癌细胞。原癌基因主管细胞分裂、增生，人的生长需要它。为了"管束"它，人体里还有抑癌基因。平时，原癌基因和抑癌基因维持着平衡，但在致癌因素作用下，原癌基因的力量会变大，而抑癌基因却变得弱小，失平衡状态下，一些正常细胞脱离正轨，随心所欲地溜达，一旦遇到自己中意的组织器官，就会在此安营扎寨、贪婪地扩充实力，倍增领地，这就形成了"癌"。因此，致癌因素是启动癌细胞生长的"钥匙"，主要包括精神因素、免疫功能、生活方式、遗传因素、某些化学物质等。多把"钥匙"一起用，才能启动"癌症程序"，"钥匙"越多，启动机会越大。

癌症虽可怕，但也并非"不治之症"，其中有1/3是预防可以不发生的，有1/3是可以早期治愈的，再有1/3是可以通过治疗提高生活质量、延长生存期限的。就拿其中可以预防的1/3而言，找到致癌因素并攻克它，就可以使癌变进程逆转。

我们知道，参与细胞癌变的因素很多，其中人体免疫功能在这一过程中扮演着重要角色，是抗击癌变细胞的关键因素之一。据世界卫生组织研究表明，目前有60%的人处于不同程度的亚健康状态。处于亚健康状态的人，机体虽无明确的疾病，但长期高压、劳累、失眠、大量吸烟、饮食不规律等诱使人体免疫功能明显下降，从而呈现出活力和对外界适应力降低的一种病理生理状态。癌症多发于免疫低下的人群，是有规律可循的。正常细胞发展到危及生命的癌症，大多要经过癌前病变阶段，癌变过程一般需过10年或更长时间，这个时间长短与人体免疫力水平密切相关，这与祖国医学几千年来一直倡导的"正气存内，邪不可干"是一致的。这时候尤其要重视对病态体质的调节作用，对高发人群进行健康宣教和亚健康干预，使抗癌战线前移，及早进行预防，这是防治癌症行之有效的方法。

脊骨神经医学认为，胸椎8与人体免疫力低下密切相关。以胸8为切入点进行脊柱调理，可以使人体减压，改善睡眠，缓解疲劳，增强机体免疫能力，最终达到扶正祛邪，体内阴阳气血调和平衡的目的。这种方式对癌症预防有着独特的优势和特点，不失为未来癌症干预治疗的一种思考方向，让人们告别"谈癌色变"的时代（图3-35~图3-37）。

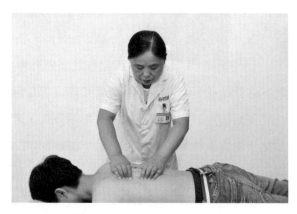

图3-35 胸椎两侧肌肉横向舒展

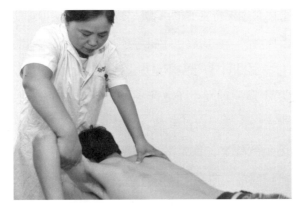

图3-36 胸椎两侧肌肉纵向舒展

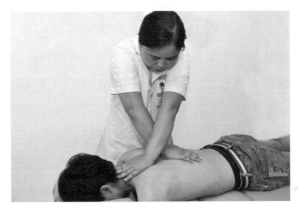

图3-37 第八胸椎旁软组织减压调理

四、让"老年痴呆——阿尔茨海默病"的悲剧不再上演

2013年，央视播出了一则感动数亿人的公益广告短片。广告一开始，一位老人表情木讷地望向家门，等待着儿子回家。"爸，爸，给我开门！"可是等到儿子敲门，老人却慌了起来，一句"我不认识你"让儿子瞬间震惊，让许多家有老人的子女们感到不安、恐慌。原来，不知道从什么时候起，自己的至亲患上了老年痴呆症，记忆力越来越差，忘记了很多事情，有没有吃过饭都记不得，甚至认不出自己的孩子，也不知道家在哪里，有些甚至离家后再也没能回来。这不是夸大事实、危言耸听，这是每天在我们身边真实重复上演的悲剧。

每个人都希望终生保持良好的事物认知能力及记忆推理能力。当人们总是忘记自己的随身物品，如钥匙、手机等放在哪里，又或者总是想不起常碰面的熟人名字时，就会担心自己是不是患上了老年痴呆——阿尔茨海默症。

阿尔茨海默病是一种发生于老年前期和老年期的以进行性认知障碍和记忆力损害为主的大脑退行性疾病，是老年期痴呆中最为常见的类型之一，具有起病隐蔽致残率、致死率高的特点。2005年，一项跨越中国4省市（北京、上海、成都、西安）的流行病学调查报告证实，我国阿尔茨海默病患病率为4.8%。据此估计，到2050年，老年人口将达到4亿，而阿尔茨海默病患者将接近2000万。这是一个多么庞大的数字啊，因此，阿尔茨海默病患者在中国并不罕见，他（她）就在你我身边。

阿尔茨海默病发病机制至今不明，但不容置疑的是，血管病变、脑血流低灌注、脑组织血氧及能量供应不足致使大脑结构和功能异常，这是导致阿尔茨海默病患者认知和行为改变的一个不容忽视的重要因素。为什么如此说呢？因为我们知道，大脑很重要，它就像是人体的"总司令"，它通过神经系统这一"司令部"指挥和协调着整个人体的机能活动；至于语言、记忆、思维、智能、情感、行为等高级神经—精神活动，更是大脑本身特有的功能。大脑功能正常发挥，必须有充足的血氧供应，血液循环是脑机能的基本保证。正常人脑的平均重量为1400克，约占体重的2%，而脑的氧耗量却占整个机体总耗氧量的20%，每分钟需要750~1000毫升的血液供应才能维持大脑的正常代谢需要，这一循环血量约占心脏输出量的1/5。大脑对缺血是很敏感的，任何原因导致的脑供血不足或停止都会不同程度地造成脑损害，而产生相应的神经或精神症状。

由上所述，我们可以推想，通过一些人为手段改善或纠正大脑缺血缺氧，将治疗重心前移到阿尔茨海默病早期预防上，对于广大可能罹患阿尔茨海默病的人群而言意义重大。

从本书前面一些篇章对椎体功能及作用的介绍，我们获悉，记忆力衰退、健忘与第1颈椎功能异常关系密切，这与大脑血液供应其中重要部分是来源于颈椎两侧的椎—基底动脉系统有关，而第1颈椎恰是大脑与脊柱连接的桥梁。假想，一个人的颈椎尤其是第1颈椎出了问题，即运输通道关键连接处桥梁长期被卡堵，保持大脑良好功能的血氧长期供应不足，大脑记忆功能能不下降吗？认知水平能不倒退吗？长此以往，这个人离阿尔茨海默病还会远吗？

脊骨神经医学通过脊柱调理可以纠正颈椎小关节紊乱、功能失调状态，对保障大脑血氧供给通路畅通具有重要意义，自然而然，对于阿尔茨海默病早期预防亦会起到积极作用。相信不远的将来通过大家对脊柱保养调理意识的提高，人类在征服阿尔茨海默病的道路上将会不断取得突破。

五、无法控制的颤抖——帕金森病

拳王阿里的女儿拉希德在《我将扶持着你，不会让你跌倒》一书中说道："端着一个盘子走路对一个普通人来说是一件再简单不过的事，但是对于一个帕金森病患者来说却是莫大的挑战。"

很多人最初认识帕金森这种疾病，也是源于拳王阿里在1996年亚特兰大奥运会开幕式上的一次亮相。阿里曾被誉为这个世界上最伟大的拳击手，他的铁拳曾经让地球为之颤抖，然而一种叫作"帕金森"的疾病却让火炬台上的拳王无法控制自己那擎住火炬的手臂的颤抖。阿里在公众场合的表现让我们清楚地认识了帕金森这种疾病的一个最主要的症状——无法控制的颤抖。

帕金森病又名震颤性麻痹，是一种常见的中老年人神经系统变性疾病，发病率约为1000/10万，中国现有约170万帕金森患者。它主要影响人体运动功能，其四个主要症状分别为：①手、胳膊、下肢、颌骨及头的静止性震颤（或者颤抖）；②肢体及躯干的僵硬（或者称僵直）；③运动迟缓（或者运动过慢）；④姿势不稳（或称平衡障碍）。这些症状常呈进展性加重，当这些症状变得愈加明显，患者往往会出现行走困难、言语困难及不能很好地完成其他简单动作等症状。帕金森病患者无时无刻不在忍受着震颤、四肢僵硬和运动障碍等困扰。试想想看，上述病情如果发生在我们自己或亲人身上，当一些生活小事变得困难，而不得不求助、依赖于别人时，患者本人将是多么痛苦和无奈。

迄今为止，帕金森病的病因仍不完全清楚，也没有治愈方法。研究认为，人类大脑黑质区神经元死亡至80%以上时会导致一种叫作"多巴胺"的神经递质分泌减少，而多巴胺是大脑正常工作所必需的物质。多巴胺减少致使大脑不能维持正常的神经系统调节功能，于是便出现一系列运动失衡状态——手部震颤、身体僵硬、弯腰弓背、行动迟缓等。

目前有许多已知原因、可疑原因或者来其他疾病导致的症状可以引起帕金森症，但大多数情况下是非特异性的。例如，取得共识的是脑血管的变化可以导致帕金森综合征。各种原因导致的脑循环障碍，微小血管发生了梗死，黑质神经元细胞缺血缺氧状态下完全可能发生坏死，这就好比身体许多部位发生的坏死一样，如心肌梗死心肌细胞坏死、糖尿病坏疽皮肤肌肉坏死。只不过相比其他人体组织，大脑神经元细胞更娇嫩、更不耐受缺血缺氧状态罢了。

脊骨神经医学认为，脊椎骨是人体的支柱，如果一个人的脊骨或脊髓神经发生了障碍，他的健康就会发生大问题，许多疾病也就会随之而来。脊柱的中间呈管状，为脊椎神经的通道。脊椎神经经由脊髓管内发出，共31对，上通大脑，下接全身，人体的任何一部分均有分支线与之联络。大脑所发出的信息，也要经由这24节脊骨的神经传递到四肢百骸和五脏六腑，保持人体正常运动功能。研究表明，脊骨神经疗法可以改善大脑缺血缺氧及脊椎神受压缺血状态，这对于减缓大脑黑质神经坏死、保持脊神经灵敏通畅、维持人体肌肉关节基本运动功能具有重大意义。

当然，脊骨神经疗法早期干预治疗帕金森氏症的想法还很粗浅，有待于众多学者大量实践并不断探索验证。

参 考 文 献

［1］International Diabetes Federation. Diabetes Atlas (third edition) [R].2007

［2］People's Daily Online. China has annual increase of 1.2 million diabetes patients [EB/OL]. http://english.peopledaily. com.cn/200011/14/eng 20001114_55162.html, 2008-02-29

［3］田金洲，时晶，苗迎春，等. 阿尔茨海默病的流行病学特点及其对公共卫生观念的影响[J].湖北中医药大学学报，2009，11（1）：3—7

第五节 脊骨神经医学：让您的运动系统灵活自如

脊骨神经病变对神经和运动系统有直接的影响，很多急慢性软组织及骨科疾病都与脊柱、脊柱神经的病变有着直接的联系。比如常见的慢性腰腿疼、手痛、手麻、头晕、头疼，其实主要的罪魁祸首就是脊柱问题。而我们往往不清楚，就到处求医，心血管科看了不行就换神经科，神经科看了不好就找外科，绕了一大圈子之后，最后来看骨科，拍一张颈椎或者腰椎的片子，专科大夫一看，结果是脊柱在作怪。找到病变的椎体，根据患者情况，或是手法点压，或是脊骨神经调理，或是针灸针刀，或是微创治疗，一下子就手到病除，多年的顽疾迎刃而解。在欢呼雀跃、暗自高兴的时候就在想，要是早知道是脊骨神经出了问题，我是不是就可以少走很多弯路、少受很多痛苦呢？如果我明白了这些道理之后，把它带给身边仍然饱受痛苦的朋友，那不是一件莫大的行善积德的好事吗？

所以，谈到这里，我就要来告诉大家，哪些我们生活中经常遇到的神经运动问题其实是由脊骨神经病变导致，但是又没有得到准确治疗的疾病。有了它，你的健康就有了更多的保障。在说到疾病之前，我们先来了解一下脊柱的基本情况。

一、带你了解脊柱

脊柱，顾名思义，就是后面的一根柱子。它就像房子里的钢筋，把我们整个的身体串联成一个整体，让我们可以灵活地跑跳，做各种各样的动作，同时又保护我们重要的内脏器官，传递大脑的各种指令，让我们的思想得到具体的体现。

脊柱的椎体并不是直接硬性连接在一起的，相邻两个椎体之间主要靠椎间盘把它们联系在一起。椎间盘一方面能够缓冲身体垂直方向的冲击力，就像汽车的减震弹簧一样，使得我们在做剧烈运动时，能够很好地保护我们的脊髓和神经，还有我们的内脏。另一方面，它把脊柱牢牢地连接在一起，使得我们的身体成为一个整体。椎间盘的后方就是我们的脊髓和神经，旁边是神经丛脊柱穿出来的通道，如果由于椎间盘的自身衰老，或者外力的刺激导致椎间盘突出，那么就会对后方的脊髓和神经造成压迫，神经出来的管道变狭窄，神经和脊髓就会水肿、发炎、变性，从而出现一系列的临床症状，比如我们常见的头晕、头疼、失眠、心悸、胸闷、坐骨神经痛、手痛、手麻等等。下面我们就生活中经常会碰到的脊骨神经病变导致的一些问题和大家做一些交流。

二、腰椎间盘突出症

说到腰椎间盘突出症，大家可能都会认为这是中老年人的专利，殊不知，青年人甚至青少年也可以被它困扰。我曾经接诊过一个未满18岁的青少年，本应该是朝气蓬勃的年龄，不料却被病痛折磨，别人问起来，他都不好意思回答，因为他的病是腰疼、坐骨神经痛，导致工作学习能力几乎丧失。因为讳疾忌医，小伙子的病情愈发严重，睡觉都成了问题。前几天到医院就诊，经过仔细询问病史、查体及做核磁检查之后，给他确定了在CT引导下，椎间盘射频修复破裂纤维环、臭氧消融、针刀微创松解术，整个过程耗时约1小时。

这是治疗前的核磁片子（图3-38）。

横断面的片子，腰4-5椎间盘向左后方突出，约8cm，神经被挤到后面的小空里去了（图3-39~图3-40）。

我们在CT引导下，对突出的椎间盘进行了针对性的治疗，消融缩小它（图3-41）。

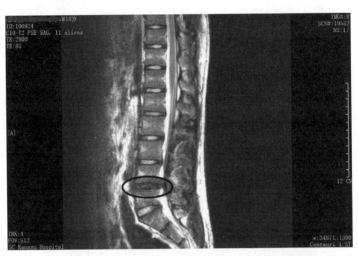

图3-38 椎间盘明显退变变黑，高度下降

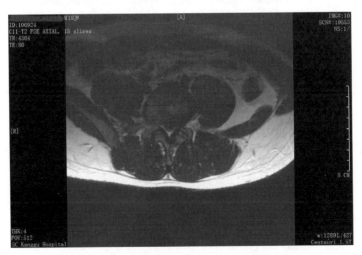

图3-39 相同病人横截面，左侧巨大脱出

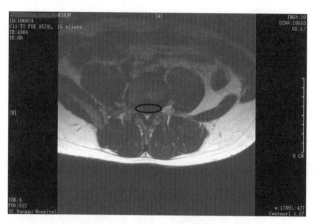

图3-40 画圈部分为突出

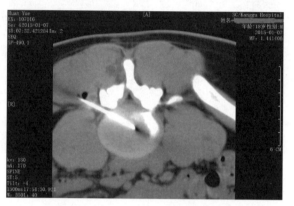

图3-41 CT引导下，椎间盘穿刺

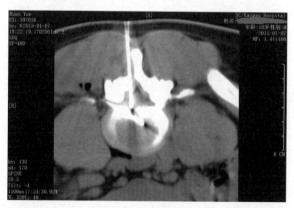

图3-42 CT引导下，后正中穿刺，进入突出髓核组织

后面的针直接打到掉出来的椎间盘里面（图3-42），通过射频热凝及

臭氧注入，患者的症状第二天即明显减轻；经过休息及小针刀治疗后，患者临床完全康复，好转出院。

腰椎间盘突出症，顾名思义，就是腰椎间盘或向后，或向左，或向右，或向中间突出，压迫腰椎出来的坐骨神经而引起的一种疾病。60%～80%的人一生中曾有过下腰痛的经历，大多数下腰痛患者发病2~3周以内可改善。瑞典的统计学资料显示，腰痛发生率在轻度劳动者中占53%，在重度劳动者中占64%。腰痛患者中的35%将会发展成腰椎间盘突出。

目前，因腰痛而丧失工作能力的人口比例持续上升，其医疗费用逐步增加。Frymoyer指出下腰痛医疗费用中70%～90%用于并非丧失劳动能力的患者，其中95%的下腰痛患者3个月后可恢复工作，剩下的5%花费超过下腰痛费用的85%。统计学显示，如果他们病休超过一年，返回工作的可能性下跌20%，如果病休超过2年，则返回工作的可能性就几乎为零。本病多见于青壮年，其中80%发生在20～40岁的人群中，青少年少见，约占手术证实椎间盘突出患者的3%以下。男性与女性之比为（7～12）：1，这一比例的形成与男性劳动强度大及外伤机会多有关。

腰椎间盘突出症既然造成坐骨神经受压，那么它的症状就主要表现在下肢，一侧或者两侧的疼痛、麻木，不能久坐、久站、久行，甚至卧床休息也不能减轻，严重者可能出现大小便困难的症状（图3-43~图3-44）。

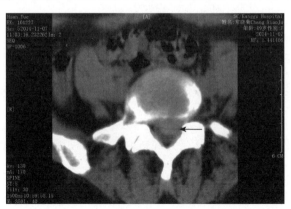

图3-43　患者L5/S1左侧椎间盘突出8cm，几乎填满椎管，引起左腿痛麻

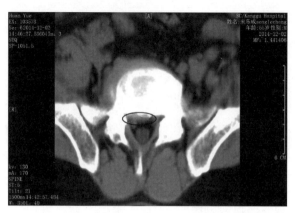

图3-44　患者L5/S1右侧椎间盘突出，压迫右侧神经根，引起右臀、右下肢痛麻

　　腰椎各节段均可发生突出，腰椎4-5及腰椎5骶椎1椎间盘发生率最高，达到90%以上。高位腰椎间盘突出症占3%～5%，两处同时突出者占5%～10%，三处以上同时突出者较少见。越发生在上面，病愈的机会越小。为什么会出现这种情况呢？这是因为人在活动时，腰部主要的活动中枢在L4/L5和L5/S1，因此，这两个节段椎间盘受到的运动创伤和慢性劳损的机会和力量就比其他的椎间盘要大得多，加上现代社会人们普遍缺乏体育锻炼，脊柱保养没有得到应有的重视，平时都是坐得多，腰椎生理弧度由正常的前屈变为后凸，长期后凸的力量也持续对椎间盘施加向后的力量，使得椎间盘里面髓核后方的纤维环过早地衰老、退变，最终髓核向后方移位，形成椎间盘突出压迫神经脊髓。

1.腰椎间盘突出的诱发因素

　　（1）腹压增高，如剧烈咳嗽、便秘时用力排便等。

　　（2）姿势不当，当腰部处于屈曲位时，如突然加以旋转则易诱发髓核突出。

　　（3）突然负重，在未有充分准备时，突然使腰部负荷增加，易引起髓核突出。

　　（4）腰部外伤，急性外伤时可波及纤维环、软骨板等结构，而促使已退变的髓核突出。

（5）职业因素，如汽车驾驶员长期处于坐位和颠簸状态，易诱发椎间盘突出。

（6）身高与体重，过于肥胖，腰部受力过大。

（7）环境因素，如受凉、湿冷。

以上诱发因素的存在，导致椎间盘急性突出，从而引起腰疼和坐骨神经痛。

2.预防及治疗措施

（1）提前预防：腰椎间盘突出症的预防工作应从学校、家庭、工作和职业前训练开始，使每一个工作人员了解正常的脊柱生理、正确的劳动姿势，注意劳逸结合，避免加速腰椎间盘退变和在腰椎间盘退变基础上的损伤。预防措施应从以下几方面做起：①应定时对青少年或工作人员的健康进行检查，同时应广泛开展预防腰椎间盘突出症知识宣传教育；②劳动部门应规定从事劳动的最大负荷量，避免脊柱过载促使和加速退变；③正确的劳动姿势和劳逸结合；④加强肌肉锻炼，强有力的背部肌肉，使脊柱力量平衡，可防止腰背部软组织损伤，减少腰椎间盘突出症的发生。

（2）自我保健：腰椎间盘突出症的患者应该注意的几个要点：①急性期应睡硬板床，绝对卧床3周；②避免咳嗽、打喷嚏，防止便秘；③症状明显好转后，逐步进行背肌锻炼，并在腰围保护下，下地做轻微活动；④预防腰椎间盘突出症复发。腰椎间盘突出症患者经过治疗和休息后，可使病情缓解或痊愈，但该病的复发率相当高。

（3）腰椎间盘突出症的自我脊骨神经保养方法：这套体操是在重点锻炼腰背肌的基础上，加强腰部和患侧下腰功能运动，调整腰椎两侧及双下肢肌张力，从而缓解症状。现将其锻炼动作介绍如下。

第1节：握拳屈肘屈踝运动。预备姿势：患者仰卧位，两腿自然伸直，两臂置于体侧。动作：①两手握拳，同时屈两肘关节和踝关节；②还原成预备姿势。重复12～16次。

第2节：交替屈伸腿运动。预备姿势：同第1节。动作：①左腿屈膝上抬（尽量贴近腹部）；②还原成预备姿势；③~④同①~②，但左右腿交换。左右各重复6~8次。

第3节：仰头挺胸运动。预备姿势：患者仰卧位，两手握拳屈肘置于体侧。动作：①下肢固定不动，挺胸，头后仰；②还原成预备姿势。重复12~16次。

第4节：直腿提髋运动。预备姿势：与第1节相仿，但两脚勾起。动作：两膝伸直，利用腰肌力量左右交替向上提髋，做形似踏步的运动。重复进行12~16次。

第5节：直腿前屈后伸运动。预备姿势：患者左侧卧位，右手扶床，右腿在上伸直，左腿在下微屈。动作：①右直腿前屈，然后用力后伸，挺腰仰头；②还原成预备姿势。重复6~8次。再右侧卧位，同①~②，重复运动左腿6~8次。

第6节：单直腿后上抬运动。预备姿势：患者俯卧位，两臂及两腿自然伸直。动作：①左下肢伸直并尽量向后上抬；②还原成预备姿势；③~④同①~②，但向后上抬右下肢。左右交替，各重复6~8次。

第7节：俯卧撑运动。预备姿势：患者俯卧位，两肘屈曲，两手置于胸前按床，两腿自然伸直。动作：①两肘伸直撑起，同时上体向后抬起，挺胸仰头；②还原成预备姿势，重复12~16次。

第8节："船形"运动。预备姿势：患者俯卧位，两臂伸直于体侧。动作：①两臂、两下肢伸直并同时用力向后上抬起，同时挺胸抬头；②还原成预备姿势。重复进行12~16次。

第9节：伏地挺胸撑起运动。预备姿势：患者臀部后坐，跪撑于床上，两手撑于前方。动作：①屈双臂，上体尽可能俯卧床面并向前移，然后两臂伸直撑起；②还原成预备姿势，重复进行12~16次。

在做这一套医疗体操时，应注意：①开始锻炼时，先做以上操节的1/3，适应后逐渐增加，直至完成整套动作；②锻炼中，每一操节间应有片刻休息时间。每一操节的重复次数应由少到多，逐渐增加。动作宜略慢些；③锻炼中允许有轻度疼痛，但不应有剧烈疼痛，同时应避免用力过猛，力量应与内在的劲结合使用；④锻炼要有规律性，一般每日做1~2次，并持之以恒，这样才能起到恢复健康及预防复发的作用。

（4）腰椎间盘突出症的脊骨神经手法治疗：对于采用自我锻炼效果不满意或者有明显临床症状的人，应由专业的脊骨神经医师来进行定期的脊骨保养和治疗性手法复位、纠正。脊骨神经医师通常的责任椎体在腰3、4、5椎体，具体方法参见后面章节介绍（图3-45）。

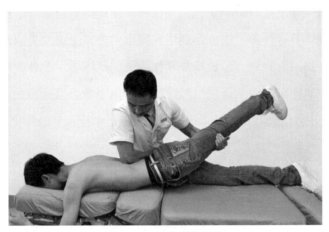

图3-45　腰椎斜扳手法

三、胸背软组织筋膜炎

在我们身边有这样一群需要关爱的群体，她可能是我们的母亲或者祖母，为了整个家庭操劳半生，随着年龄的增大，各种身体的不良状况也随之而来，让我们不禁伤感得像歌里那样感慨"时间都去哪儿了"。

她们的病症多是胸腰背部软组织劳损，这种情况最多见于肩背、胸背及腰部的软组织病变。根据多年的临床观察，这类患者以中年女性居多，患者常有上述部位轻重不一、时轻时重、游走性的酸胀痛，与情绪、天气变化密切相关，疗程较长、疗效慢。很多患者由于反复看病老是不好，也逐渐产生很多心理问题，不仅患者自己压力很大，也容易引发家庭不和睦。该病的产生多由于两种情况，一为急性损伤后未进行正规治疗，以致病情迁延，成为慢性病变；第二种情况则属于慢性劳损性软组织损伤，又称为慢性劳损性胸腰背痛，多见于潮湿寒冷条件下的工作者。

1.急性胸腰背部扭伤后遗症

急性扭伤十分多见，好多患者经过治疗并适当休息后虽可痊愈，但仍有部分由于早期治疗失误，未获得满意的制动与固定，受损的胸腰背肌长时间处于被牵拉状态；或是由于腰背部的频繁活动，影响组织的正常愈合；或由于保守治疗时重手法推拿等操作，使获得愈合的纤维组织又被拉开，慢慢地导致脊骨神经错位，胸椎和腰椎的神经受到发炎组织的慢性压迫，局部组织缺血缺氧，形成反复发作的顽固性疼痛。此外，严重的腰背肌撕裂伤，即使早期得到合理的治疗，但是由于愈合后遗留的大面积瘢痕组织对脊柱正常活动与负荷的承受力较差，易被牵拉而呈松弛状态，局部变性及缺血，形成恶性循环，病情反复迁延，逐渐成为慢性病程。

2.累积性慢性损伤

在生活中我们还可以看到一些患者并没有明显的受伤，但也出现劳损。这些人或腰背肌长期处于紧张状态下，如汽车司机、翻砂工及坑道作业者等，腰背部肌组织及某附着点处被过度牵拉，以致出现断裂前状态。局部出现反应性炎症，反复不断的慢性劳损可使这一过程日益加重，并易形成恶性循环，使得附着在脊柱上的肌肉对脊柱持续牵拉、刺激，慢慢地使脊柱骨质增生，损伤神经，最终也会造成慢性胸腰背部疼痛。

3.其他

除此之外，我们也经常会发现有些生活环境很好，并没有从事体力劳动的人也会出现慢性胸腰背疼痛。那么，这又是怎么一会事情呢？实际上，气候变化或患者自身免疫状态低下，脊骨神经未得到良好的保养，亦可造成或促进本病的发生。比如患者内分泌紊乱（女性更年期尤为多见）、重病及严重外伤后免疫功能低下，均易诱发本病。而胸肩腰部遭受寒冷甚至季节气候的变化后导致发病的原因，多半和以下情况有关系。

一是寒冷使疼痛阈值降低，患者对疼痛的感受力变得比平时更为敏感；二是寒冷本身作为一种刺激因素，使胸腰背肌过度收缩，脊柱自然会受到比通常情况下更多的刺激和负荷，为了保持脊骨和神经的平衡状态，人体自身会产生较多的代谢产物（比如乳酸等），后者反过来对肌肉产生新的刺激。如此反复影响，则形成一种恶性循环。寒冷刺激可使血管收缩，不利于代谢废物的排出，更不利于肌肉的营养供应，继而促使肌纤维发生变性，一步一步加重对脊柱的负荷，神经营养和供血也变得越来越差。三是生活环境的潮湿往往可使腰背疼痛加重，这是由于潮湿空气的传热力为不潮湿空气的数倍。因此处于潮湿环境时，人的机体更易遭受寒冷的侵袭，且其不良作用较平时更为恶化。因此，在既寒冷又潮湿的条件下，腰痛往往显得更加剧烈。

临床表现有以下一些：

（1）无明显诱因的慢性疼痛为主要症状。胸腰背痛为酸胀痛，休息后可缓解，但卧床过久又感到不适，稍事活动后又减轻，活动过久疼痛再次加剧。

（2）在疼痛区有固定压痛点，该点位置常在肌肉起止点附近，或神经肌肉结合点。在压痛点进行叩击，疼痛反可减轻，这是与深部骨疾患的区别之一。

（3）有胸腰背部肌肉发紧、僵硬、局部组织肥厚、索条样改变等症状。

（4）可能有脊柱后凸、侧凸或长期坐位、弯腰工作史。

（5）拍X片可以看到胸椎、腰椎有旋转、错位等现象。

那么，如何治疗和预防此类病症呢？

慢性胸腰背部软组织劳损是可以预防的，应预防其发生和复发，并防治结合，以增加疗效。单治不妨；症状往往复发，反复发作者，治疗甚为困难。所以经常会有这样的患者来看病，反复地叙述到了好多好多医院，用了好多好多方法，都没有什么效果或者老是复发，生活都失去了希望，等等。

自我保健方面。首先，应当注意避免一些容易引起"闪腰、岔气"等的动作，如弯腰持重物、多次反复弯腰等。其次，一旦有胸腰背扭伤必须休息，以防脊柱不断活动干扰损伤软组织的修复。此外，在日常生活和工作中必须保持良好的姿势，长期坐位的职业者必须保持正确的坐姿；因工作需要长期弯腰的人，如体力劳动者等，必须保持下腰部平坦，使身体重心位于髋关节和足部，这样不易引起软组织疲劳；对于一般人群，在日常生活中，无论是弯腰取物、上下楼梯，还是进行负重爬山等活动，均需保持良好的姿势，以便预防脊柱肌群劳损。

有症状时可以通过卧床休息、药物治疗及加强胸腰背肌功能锻炼以及改变体位和生活习惯等方法得到缓解，在家可以用按摩仪、红外线灯、TDP照射等作为自我保健的方法。在日常生活中应该注意：

（1）防止因潮湿寒冷而受凉：不要随意睡在潮湿的地方。根据气候的变化，随时增添衣服，出汗及雨淋之后，要及时更换湿衣或擦干身体。

（2）急性胸腰背扭伤应积极治疗，安心休息，防止转成慢性。

（3）体育运动或剧烈活动时，要做好准备活动。

（4）纠正不良的工作姿势，如弯腰过久或伏案过低等。

（5）防止过劳：人就像一台机器一样，过度运转或超负荷使用，必然会导致某些部件或整个机器的损害。脊柱作为人体运动的中心，过度劳累必然造成损伤而出现胸腰背痛，因此，在各项工作或劳动中要注意劳逸结合。

（6）使用硬板软垫床：睡眠是人们生活的重要部分，床的舒适与否直接影响人的健康，过软的床垫不能保持脊柱的正常生理曲度，所以最好在木板上加一张10cm厚的软垫。

（7）注意减肥，控制体重：身体过于肥胖必然会给脊柱带来额外负担，特别是中年人和妇女产后都是易于发胖的时期，节制饮食、加强锻炼是必要的。

（8）节制房事："腰为肾之府"，房事过频必然有损于肾，肾亏则腰痛。

（9）劳动姿势不正确，容易造成脊骨神经和软组织劳损：背重物时，胸腰要稍向前弯，髋膝稍屈，迈步要稳，步子不要大。

至于手法治疗，一般要在明确诊断的基础上才可以进行辅助治疗，有些不规范的推拿不但不能治疗疾病，而且会加重病情，延误治疗。所以，我们建议患者定期到医院做脊柱的保养和整复，治疗性手法可以使用传统的穴位点压、脊柱松解、筋膜推拿或者美式脊柱保养，这均需要经过专门培训的专科医师来完成。

四、用关爱治愈致命性髂骨炎

上一章节提到了我们的祖母或者母亲，本章节针对的是另一个需要我们重点关爱的女性群体，就是家里的顶梁柱之一——妻子。她们平日除了和男士一样有自己的工作要做完，回家还要负责所有的家庭琐事，更重要的是，要担负起"传宗接代"的重任，任务完成之后，各种意想不到的状况便随之而来。

致密性髂骨炎的发生以青年女性居多，常见于分娩后女性，表现为一侧或者两侧的臀部疼痛，久坐、久站加重。髂骨致密性骨炎是一种以骨质硬化为特点的非特异性炎症，有高度致密的骨硬化现象，尤其以髂骨下2/3更为明显，但关节间隙无改变。因位于骶髂关节，且该关节症状明显，故又称之为"骶髂关节致密性骨炎"。髂骨致密性骨炎是发生于髂骨耳状关节部分的骨质密度增高性疾病，病因迄今不明，可能与妊娠、机械性劳损、病灶性炎症有关。

本病常见于20～35岁的育龄妇女，偶见男性。患者腰骶部疼痛，多呈慢性、间歇性酸痛、隐痛，可向一侧或双侧臀部及大腿后侧扩散，但不沿坐骨神经方向放射，步行、站立、负重及劳累后加重，咳嗽、打喷嚏不能使疼痛明显加重，休息后症状减轻。患者腰骶角加大，局部有压痛和肌紧张，骨盆分离和挤压试验阳性，"4"字试验阳性，化验检查多在正常范围内。X线检查可见骶髂关节间隙整齐清晰，靠近骶髂关节面中的髂骨耳状关节部分骨质密度增高，呈均匀浓白边缘清晰的骨质致密带，骨小梁消失，无骨质破坏。

好多得了这种疾病的女性都很痛苦，站也不是坐也不是，找不到一个让人可以轻松点儿的状态。我曾经在门诊遇到一个骶髂关节炎的女性患者，她不能坐，若超过10分钟屁股就疼得受不了，以至于工作都丢了。那么得了这种病应该如何预防保健呢？我们应该注意以下几点。

（1）用硬板床休息，局部理疗、热敷及中药熏洗。

（2）康复锻炼很重要，要持之以恒，具体方法我们会在下面介绍。我碰到的相同症状的患者，经过综合治疗，恢复很好，基本不痛了。

（3）因为发病原因很大部分是关节面不吻合（中医说骨错缝），导致韧带关节囊的病变，长期病变为关节炎症状。像上面所提到的患者可以屈髋抱膝，再伸髋伸膝，一定要到位，并且维持几秒，每天3次，每次50~200下，时间为15~45分钟。

（4）骶髂关节炎，乃因人体钙质大量流失所致，所以不可以吃油炸、腌制、可乐、牛奶、糖、汉堡、坚果、豆类、荤菜等食物；要多喝水，每天3000毫升，多吃青菜。

如果是在急性期，可以采用脊柱神经学骨盆复位的方法（参见后面的手法治疗部分）治疗。最后告诉大家，这个病不是像有些人说的治疗不了，只是花费的时间会比较长，但最终效果都挺好，是能够完全恢复的。

五、告别骨性关节炎

说到骨性关节炎，也是大家最熟悉的，因为在亲戚朋友或者同事之间，时不时都会听说谁的膝关节不好或有老寒腿。但它是怎样引起的？又要怎样预防呢？

骨关节炎，是由于脊骨神经受到刺激，引起神经支配区的慢性软组织劳损，关节局部的微代谢及力学平衡失调，逐渐地软骨受损、骨质增生、关节间隙变窄，最终引起关节疼痛、活动障碍、变形。骨关节炎最常见的部位是膝关节，其次是髋关节，上肢关节相对比较少。

这个疾病，也就是人们常说的骨质增生、骨刺、退行性骨关节炎、变性性骨关节炎、增生性骨关节炎或骨关节病。该病是一种常见的关节病变，其发病率很高，一般认为是由于衰老、创伤炎症、肥胖、代谢障碍和遗传因素引起的。60岁以上的老年人90%以上都患有此病，且最近发现有一些30岁以上的中年人也患有此病。骨关节炎以手的远端和近端指间关节、膝、肘和肩关节以及脊柱关节容易受累为常见，多见于膝关节。

骨关节炎的主要症状是疼痛及功能障碍，表现为：关节疼痛，早晨起床时关节有僵硬感，重者关节不能直伸，关节肿胀，关节运动时有响声，触摸关节有发热感，行走困难。颈椎的骨关节炎可引起头晕等；腰椎骨关节炎可引起腰痛、下肢麻木等，X线拍关节片可有骨质增生。

目前对骨关节炎的发病原因尚不明了，但通常认为这不仅起源于滑膜炎症，同时由于关节囊及韧带的牵拉、肌肉痉挛，或由于骨质增生、微骨折及骨内高压、肌肉痉挛所致的骨膜刺激引起。骨关节炎的主要病理改变为软骨退行性变性和消失，以及关节边缘韧带附着处和软骨下骨质反应性增生形成骨赘，并由此引起关节疼痛、僵直畸形和功能障碍。但关节的滑膜炎症不是本病的主要特征。

骨关节炎可以从20岁开始发病，但大多数无症状，一般不易发现。骨关节炎的患病率随着年龄增长而增加，女性比男性多见。

国外一组调查数据显示，骨关节炎的发病率在45～64岁年龄组中，男性占25%，女性占30%；而在65岁或以上的年龄组中，男性上升为58%，女性上升为65%。通过临床调查也证实，骨关节炎的发生率在59～69岁之间占29%，而在75岁或以上约占70%。我国将60岁以上划为老年，据估计到20世纪末，我国老龄人口将达1亿。如借用上述国外调查提出的骨关节炎的发病率粗略估计，我国仅在老年人中骨关节炎患者就将达5000万人左右。

实际生活中也有很多年轻人患有此病，那么该病的易发人群到底怎样定位呢?

前面提到，老年人最易患骨关节炎。在骨关节炎发病因素中，年龄是最主要的决定因素。生命活动中早期遭受的骨损伤在多年后才出现骨性关节炎，随着年龄增长，供应关节的血液减少，软骨营养减少，加上负重分布的改变而发生骨关节炎，所有骨关节炎的发病率均随年龄增长而上升，患病率也随年龄而上升。

女性较男性易患病，特别是在更年期后。由于女性更年期后女性激素的水平明显降低，影响到骨代谢而易患骨关节炎。

肥胖者。肥胖可能通过增加负重关节的力学压力，也就是说关节对体重的支持负荷增大，出现生理退变而致骨关节炎，特别是易患膝关节骨关节炎。

外伤患者。骨折如复位不好，关节面对合不齐容易很快引起骨关节炎。由于外伤对骨质、软骨的破坏，引起异常病理改变致骨关节炎。人们平时走路失足、楼梯踏空都可能造成对关节软骨的损伤，成为发生骨关节炎的潜在诱因。

某特殊职业的人也易患骨关节炎。如芭蕾舞演员跖趾关节，纺织工的手，矿工的髋、膝关节，棒球运动员的肩、肘关节，足球运动员的足、踝、膝关节，拳击运动员的掌指关节等均易患骨关节炎。

其他情况。如类风湿关节炎患者继发骨关节炎，远端指间关节受累的骨关节炎常有家族聚集性，说明遗传因素对远端指间关节骨关节炎的发生有影响。

那么，得了骨关节炎怎么办?是不是就灰心丧气，觉得没有指望了呢?这完全没有必要。

得了骨关节炎后，首先要保持良好的心态和信心，这是战胜疾病的保证。另外，在日常生活中，应避免关节超负荷受压或运动，注意平衡饮食；适当运动，如步行、拳操等，以增强机体抵抗力。关节疼痛时，可按摩疼痛部位，注意患处保暖干爽，并适当休息。如果关节疼痛剧烈，可服用消炎止痛药缓解。

骨关节炎患者一般不会引起功能残废，有少数患者终身无症状；大多数患者症状局限于关节，表现为游走性关节疼痛；极少数患者因压迫神经根，引起相应的肢体神经根痛或传导感觉异常；有神经症状者，多数经过休息或治疗可恢复，仅个别遗留神经源性瘫痪；还有极个别患者因椎动脉受压，可能出现脑缺血症状，如处理及时、有效，这些症状可得到控制。个别骨关节炎患者也可能出现关节局部破坏，并导致功能障碍和畸形。

由于骨关节炎与肥胖、脱钙、维生素A和维生素D缺乏有关，因此，在饮食起居上要注意以下几点。

1.要适当增加户外活动及锻炼，尽量避免长期卧床休息。

2.进食高钙食品，以确保老年人骨质代谢的正常需要。老年人钙的摄取量应较一般成年人增加50%左右，即每日成分钙的摄入不少于1200毫克，故宜多食牛奶、蛋类、豆制品、蔬菜和水果，必要时要补充钙剂。

3.超体重者宜控制饮食，增加活动，减轻体重，以利于减轻关节负重。

4.蛋白质的摄入要有限度，食物中过高的蛋白质会促进钙从体内排出。

5.要增加多种维生素的摄入，如维生素A、维生素B_1、维生素B_6、维生素B_{12}和维生素D等。

骨性关节炎可以采用药物治疗以外的方法来缓解疼痛。可以用热毛巾、暖水袋热敷或是洗个热水澡都可使关节保持一定的热度和湿度，有助于减轻关节疼痛和僵硬；有的患者还可用冰袋来缓解疼痛需让医生或理疗师为您检查，看冷敷和热敷哪个对您更合适。泡在热水池里或者用旋流温水浴疗法也能缓解疼痛、僵硬。患有膝关节炎的患者，可以垫一只鞋垫或穿厚底、有减震功能的鞋，可以重新分配或减少关节压力。

另外，必要的康复运动可增加关节的活动性及肌肉力量。患者可以做以下一些运动。

手指弯曲度——将手指弯曲，用另一手将指尖往手掌方向尽量靠近，然后再将弯曲的手指往下推向掌心方向以伸展指根关节。

膝盖活动性——坐在椅子上将您的脚放在另一张高度相当的椅子上，轻缓地将您弯曲的膝盖往下压。

臀部伸展——仰卧平躺在软硬适中的垫子上，将腿举起向膝盖弯曲，轻拉膝盖尽量往胸部靠近。两腿各重复5~10次。这种运动可改善臀部关节的活动性。

"肌力锻炼"手指强化——将手平放在桌上，将手指往大拇指的方向挪动，并用另一只手将手指往反方向拉。如此可增强手指肌肉的强度。

"肌力锻炼"膝关节强化——正坐在椅子上，将位于下方的腿伸直，保持6秒。两腿替换进行5~10次，可增强腿部肌肉力量。

"肌力锻炼"——股四头肌长收缩运动——平卧床上，下肢伸直，收缩肌肉；开始缓慢收缩，逐渐用力到用尽全力，持续3~10秒，两下肢交替进行，每次中间休息2~3分钟，反复3~5次。

臀部关节强化——直腿抬高运动——仰卧平躺在软硬适中的垫子上，下肢伸直，踝关节背屈，将一脚举离地面，直腿抬高至最大限度，维持6秒钟后放松平放在地上，另一脚可略弯。两下肢交替进行，分别重复5~10次；每日次数不限，到肌肉发酸为止。

关节活动度训练——一般每日2~3次，每次20~30分钟，做膝关节的屈伸和伸直、内旋、外旋运动。患者可先平卧床上练习，然后逐渐过渡到扶患者在床旁借助身体的重力练习下蹲屈曲，再逐步过渡到扶拐下地行走。

另外，散步、游泳等户外运动能增强骨关节炎患者的耐力和日常活动能力。平时应积极运动，并逐渐增加活动时间和活动量。

当上述方法效果不明显时，可以寻求脊骨神经医师进行调脊柱、活关节治疗。首先寻找到和病变部位有关系的责任椎体，然后根据年龄、性别和病情轻重做相应椎体的整复治疗（图3-46~图3-50）。

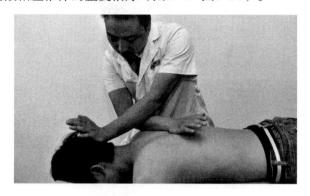

图3-46　颈部分筋疏通手法

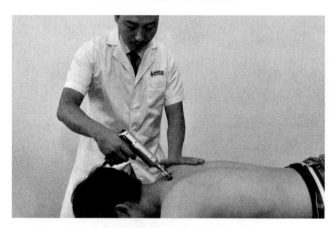

图3-47　颈部整脊枪调理

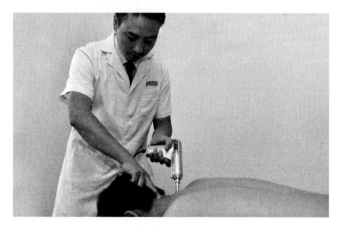

图3-48　颈部整脊枪调理

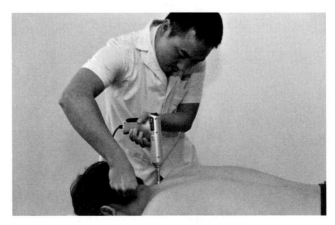

图3-49　颈部整脊枪调理

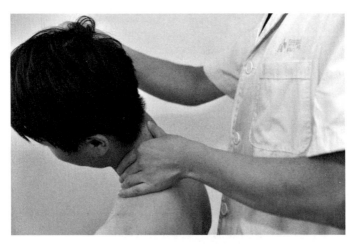

图3-50　颈部手法放松调理

六、脊骨神经医学对慢性头晕头痛立竿见影

随着电子产品的迅速普及，很多年轻人都成了"低头一族"，时间一长，经常感觉头晕、头疼、脖子疼。本人接诊的患者中，很多人特别是长期伏案和爱玩手机、电脑的人，甚至二十岁以下的年轻人都会感觉脖子僵硬、头晕、头昏沉，并且时常伴有耳鸣、健忘等症状。大部分人都认为这是慢性脑供血不足引起的，于是到心血管科、神经内科去口服、静脉滴注各式各样活血化淤、改善微循环的药物，有些人的症状好转了，但是更

多的人却疗效不佳，且病情越来越重，以至于对生活、工作都有很大的影响。最后听人说是和颈椎有关系，来拍个片，结果发现颈椎骨质增生、生理弧度变直、椎间盘突出，通过颈椎的手法或者微创治疗，症状一下子就消失了。

为了方便患者及患者家属对由颈椎病引起的脖子疼痛、头晕头痛有一个初步的判断，本人为大家编制了一首歌诀，患者或家属可根据其进行简单评判后再到医院就诊。

头晕头痛头昏沉，失眠健忘没精神；

年过半百无脑梗，早治颈椎去病根。

这种情况从脊骨神经医师的角度来看，多由于颈椎的生理弧度改变、椎间隙变窄或者颈部的软组织劳损，刺激了颈椎支配血管及分布到头区的神经，而引起慢性的供血不足或者神经受压，使患者出现头疼、头晕等症状。具体而言，有以下几种状况。

1.因颈椎病累及颈部肌群，引起颈部肌肉持久痉挛、收缩，导致肌肉的血流循环障碍，可游离出乳酸、5-羟色胺、缓激肽等炎性致病物质而引起头晕。

2.颈椎病直接刺激、压迫或牵拉头部头痛敏感组织而引起头晕。

3.病变刺激、压迫或损伤第1、第2、第3对颈神经而引起头痛，尤以枕部为重，也可通过延髓或脊髓三叉神经核的反射作用，而使疼痛放射至头部。

4.病变可刺激或压迫椎动脉周围的交感神经丛或颈部其他交感神经，使椎-基底动脉系统或颅内外动脉舒缩障碍而产生头晕。

5.椎动脉型颈椎病患者，因病变直接累及椎动脉，使椎-基底动脉系统供血不足而产生头晕。

为了改善或者预防这些症状，在生活中我们应该注意以下事项。

1.睡觉时不可趴着睡，枕头不可以过高、过硬或过平。

2.避免或减少急性损伤，如避免抬重物，不要紧急刹车等。

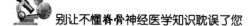

3.防风寒、潮湿，避免午夜、凌晨洗澡或受风寒吹袭，风寒使局部血管收缩、血流降低，有碍组织的代谢和废物清除，潮湿阻碍皮肤蒸发。

4.积极治疗局部感染和其他疾病。

5.改正不良姿势，减少劳损，每低头或仰头1~2小时，需要做颈部活动，以减轻肌肉紧张度。预防颈椎病的发生，最重要的是要改善坐姿，埋头苦干时也可间断地做肩颈部的运动。

下面给大家介绍一下颈椎的保健操，可以试着做一下。

准备姿势：两脚分开与肩同宽，两臂自然下垂，全身放松，两眼平视，均匀呼吸，站坐均可。

双掌擦颈：十指交叉贴于后颈部，左右来回摩擦100次。

左顾右盼：头先向左后向右转动，幅度宜大，以自觉酸胀为好，30次。

前后点头：头先前再后，前俯时颈项尽量前伸拉长30次。

旋肩舒颈：双手置两侧肩部，掌心向下，两臂先由后向前旋转20~30次，再由前向后旋转20~30次。

翘首望月：头用力左旋并尽量后仰，眼看左上方5秒钟，复原后，再旋向右，看右上方5秒钟。

双手托天：双手上举过头，掌心向上，仰视手背5秒钟。

放眼观景：手收回胸前，右手在外，劳宫穴相叠，虚按膻中，眼看前方，5秒钟，收操。

如果上述自我锻炼方法感觉效果不明显，可以到专科医院通过调整脊柱，恢复正常的脊骨神经关系从而达到治愈的目的。在我们每天接触的患者中，通过局部针刀微创松解，解除软组织的粘连、劳损，恢复正常的血液循环，根据颈椎哪个椎体病变，找到责任椎体之后，通过专业的脊骨神经手法调整，患者可以收到立竿见影的效果。经常有患者说，真是太神奇了，针一取出来，我马上觉得好像大脑里吹进了清新的空气一样，感觉到从来没有过的清爽与舒适，心里的烦躁一下子就消失了。一般而言，如果是以头晕、头痛为主的患者，责任椎在1、2椎体，这两个椎体发出的神经分别到头后部和侧面；以脖子疼痛并发散到胸背部的患者为例，他们的责任椎体通常在4、5、6，在做手法前，拍相应的片子，先做个颈椎部的手法松弛，然后用整脊枪做相应的调整，最后配合手法，很多患者可以说是立竿见影、手到病除。

虽然颈椎病以中老人居多，但是现在年轻人也很常见。一次我在门诊坐诊的时候，一个举着右手、表情痛苦、疲惫不堪的年轻女性来到我的面前。轮到这个女患者就诊的时候，我刚问了一句您哪里不舒服的话，她就哭了起来，说罗大夫，我实在受不了。经过详细询问病史，我了解到这是一个处于事业黄金期的会计主管，年富力强，凭着自己的勤奋努力刚升任部门主管不到半年，由于以前长期伏案从事各种财务报表的制作和审核，埋下了颈椎病的病根；职位提升之后，肩上的担子和压力也更大了，加班是常有的事情，接近年关的高负荷工作成了压死骆驼的最后一根稻草。现在是颈椎活动受限，颈肩酸痛，头晕沉，一天到晚仿佛没睡醒一样，最要命的是右上肢剧烈疼痛，只有把手举起来才能稍微减轻一点。最近的20多天，患者整夜都因为疼痛而无法入睡，吃了大剂量的止痛药也就管两三个小时。人是整个的瘦了一圈，精神恍惚。

为了进一步治疗，本人把她收住院，以便详细检查诊断。这个患者平时就有点颈肩不适，只是当时症状不是很严重，也就没怎么重视，感觉劳累了，就到街边小店做个推拿、拔个火罐之类的对付了事。这次发作，症状比以前重了很多，甚至到社区卫生点做针灸、理疗也解决不了问题，到区人民医院做了CT，然后静脉滴注10多天，症状也没有得到缓解，反而愈发严重了。在康骨医院的检查中，本人为她安排了颈椎核磁及颈椎5位片的检查。结果不容乐观，颈椎X片显示，颈椎反弓，也就是说，她的颈椎向前的生理曲度不仅消失了，反而变成向后挺了。CT提示颈5/6椎间盘向右侧突出，右侧椎间管狭窄，右侧神经根受压。

根据患者的情况，本院制定了以针刀、微创为主的治疗方案，先采取针刀颈部松解，配合脊骨神经手法复位、矫正，尽量恢复患者的颈椎曲度。患者接受治疗后，当天疼痛就明显缓解，5天后患者病情缓解平稳，随后出院，3个月、6个月及1年随访无复发。

七、拇外翻，还自己一双美丽的脚

在我们的生活中，有一些中年妇女从来不去游泳，从来不穿凉鞋，即使炎热的夏天也穿布鞋或皮鞋，把自己的脚包得严严实实的，而且她的鞋感觉特别大。在本人出诊的时候，遇到这类患者，当她把鞋脱下来以后才发现，她的大脚趾向外侧斜得很厉害，甚至跨到第二个趾头上面去了。这种患者就是老百姓常说的大脚骨，走路疼痛，鞋子小了也疼。

"据统计，在拇外翻的患者当中，有80%以上是女性，与男性患者的比例高达20∶1，这与女性常穿尖头高跟鞋有很大关系。"专家表示，患有拇外翻的人会发现自己的足拇指过度向外倾斜，大拇指的根部又向内收，脚掌前部像个三角形的"大蛇头"。时间一久，便会引发拇囊炎，甚至鸡眼、爪形趾等疾病，疼痛更影响患者的正常工作和生活；而且这类患者由于长时间不能保持一个健康协调的走路姿势，最终会引起脊柱的不平衡，继发腰椎间盘突出症、腰肌劳损、髋膝关节疾病等一系列问题。因此对于女性而言，一定要爱惜自己的双脚。

1.选择一双合适的鞋子　鞋跟不要太高，鞋头要宽松一些，使足趾在里面有一定的活动空间，使其感受不到任何压力，尤其不能穿尖而瘦的高跟鞋。

2.做赤足运动　加强足底肌肉力量，延缓拇外翻恶化程度。

3.每日用手指将拇趾向内侧搬动，也可以有效地防止拇外翻加剧。

4.借助一些矫形器械　如拇外翻矫形器分日用、夜用矫形器。长期佩戴拇外翻矫形器，对拇外翻有一定的治疗作用。

5.当以上保守治疗不能有效地矫正时，应采取手术治疗，这是最有效的治疗方法。通过手术的方法矫正畸形疗效确切，术后不仅可以自由选择想穿的鞋子，并且可以恢复正常的工作，尤其对于那些特殊职业的人士，像舞蹈工作者，可以恢复正常的舞蹈生涯。

相信我们，给你一双美丽的脚，还您脊柱的健康（图3-51~图3-53）。

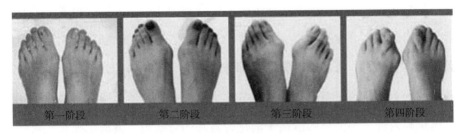

图3-51　拇外翻四个阶段图

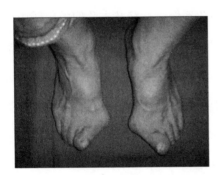 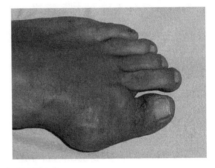

图3-52　手术前的图片

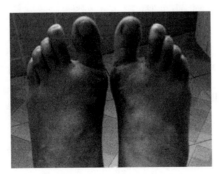

图3-53　手术后的图片

第六节　脊骨神经医学：让您的消化系统更畅通

消化系统（Digestive system）由消化管和消化腺两大部分组成。消化管包括口腔、咽、食道、胃、小肠（十二指肠、空肠、回肠）和大肠（盲肠、阑尾、结肠、直肠、肛管）等部分。临床上常把口腔到十二指肠的这一段称为上消化道，空肠以下的部分称为下消化道。消化腺有小消化腺和大消化腺两种。小消化腺散在于消化管各部的管壁内，大消化腺有三对唾液腺（腮腺、下颌下腺、舌下腺）、肝和胰。

消化系统是人体八大系统之一。消化系统疾病症状在我们的生活中比较常见，常常有患者来看颈胸背部疾病的时候，查体发现某些胸椎、腰椎的某些棘突压痛明显，然后我问患者是不是有胃痛、消化不良等症状，患者往往很吃惊，问我是怎么知道的，于是我就会给患者讲脊骨神经医学责任椎的机理，建议他们试试脊骨神经医学的疗法。一般对特定胸椎连续做几次整复治疗后，大多数患者的症状会有所好转。

我们来看这三幅图（图3-54~图3-56），对比可见，对于消化系统的认识，西方医学的解剖、脊骨神经学的判断与我们祖国传统医学的认知是相统一的。原来整个消化系统重要的器官都是由大、小和最小内脏神经丛调节控制，而内脏神经丛又是由胸椎、腰椎段脊髓侧角发所出的交感神经纤维构成的椎前交感神经节和椎旁交感神经节构

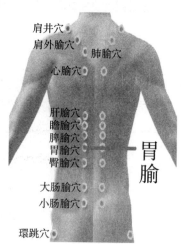

图3-54　与消化系统相关腧穴示意图

成，因而如果胸椎、腰椎的小关节周围出现软组织损伤、小关节错位，刺激或压迫了交感及副交感神经，就会伴发消化系统各个脏器功能紊乱，继而进一步导致它们出现不好的症状。现在我们就来简单阐述一下脊骨神经学在几个消化系统常见病的治疗上所发挥的作用。

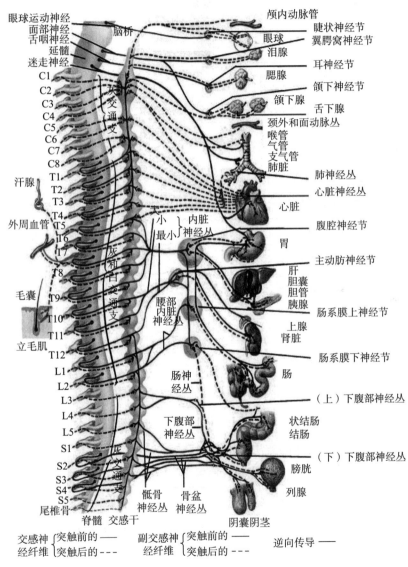

图3-55　与消化系统相关的交感神经系统模式图

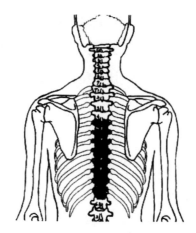

图3-56　与消化系统相关责任椎示意图

一、呃逆：如何告别打嗝的尴尬

呃逆就是老百姓常说的打嗝，它是因为有气体从胃中往上行，在喉间频频作声，声音急而短促。从医学上讲，这是一种生理上常见的现象，由横膈膜痉挛收缩引起。健康状态的人也有可能发生一过性呃逆，它的发生多与饮食有关，特别是饮食过快、过饱，或者短时间内吃了很热或很冷的食物、饮料都有可能引发；另外外界温度变化太快、过度吸烟等亦可引起它的发生。

几乎每个人都有过打嗝的经历，但这并不是什么愉快的经历。如果是在公众场合打嗝，那就是一件很尴尬的事情，往往越是想尽快止住却越是止不住。记得我上高中的时候，有一位同学打嗝打了整整十二个小时，大家都在帮忙想办法，可是前前后后用了很多种方法都没能止住。

生活中，我们常用的方法有很多。

憋气法：挺头挺胸，用尽全力深吸一口气然后憋住，不要呼气，直到实在憋不住时再将气呼出，较多人此时便可以止住打嗝。

含水法：含一口水在嘴中，含上10~20秒，随后咽下去，也可快速止住打嗝。

按压内关穴：内关穴位于手腕内侧距手掌6~7cm处（图3-57），用拇指按压内关穴数分钟至有酸胀感即可消除打嗝症状。

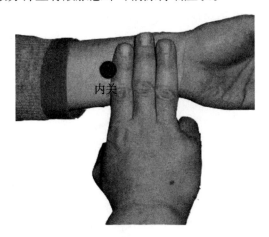

图3-57　内关穴

捏中指法：如果说按压内关穴有难度的话，你可以使用捏中指法。用一只手使劲捏住另一只手的中指顶部，很多人2分钟后就可以缓解打嗝。

食疗法：喝点食醋、山楂或嚼生姜片均可止住打嗝。

压舌法：找一把干净的勺子，若找不到勺子，可以洗净双手后用食指、中指并拢伸进口里，将舌头压住，压上数分钟后，一般也能止住打嗝。

以上这些都是民间常用的办法，大家都是靠经验来处理打嗝，但是很少有人能够告诉大家打嗝的真实原因，从而准确、快速、根本地解决这个问题。

从常规医学来讲，打嗝是因为膈肌不由自主地收缩（痉挛），空气被迅速吸进肺内，两条声带之中的裂隙骤然收窄，因而引起奇怪的声响。但是膈肌为什么会不自主地产生收缩呢？这就又要讲到我们的交感神经和副交感神经的作用了，在本书前面各章节都有对它们的阐述，植物神经系统管理着消化、生殖、泌尿等器官的新陈代谢，主要支配内脏和血管中平滑肌及腺体。植物神经又分为交感与副交感神经两大部分，各脏器都受二者的双重支配。当机体受到不良刺激（如脊柱小关节紊乱、生理曲度改变、相关肌肉紧张）时，交感神经功能增强，使血管收缩，括约肌紧张，膈肌容易产生痉挛状态。当机体受到良性刺激（如脊柱调整）时，副交感神经功能增强，使血管舒张，消化道蠕动增强，括约肌弛缓，膈肌痉挛自然会得到改善。

与打嗝相关的脊柱椎体示意图如下（图3-58）

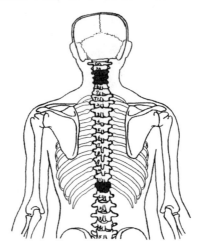

图3-58　与打嗝相关的责任椎

它是由于C3、C4、C5、T12椎体旁的神经根受到压迫牵拉，导致支配膈肌的神经出现异常反射，进一步导致膈肌痉挛所致，所以对它们进行治疗就能快速并且较为根本地解决打嗝问题。

C3、C4、C5、T12椎体简单按压：用手指前后按压C3、C4、C5、T12椎体横突1~3分钟，很多打嗝症状就能缓解。

C3、C4、C5、T12椎体辅助舒缓

1.舒缓的意义及其重要性

对病区的肌肉、韧带、关节和它的软组织做舒缓，利用按揉、舒展、叩打、深部搓揉、持续按压以及指捏等手法。其目的在于使肌肉里的微血管畅通，神经得到刺激，进而使僵硬或痉挛的肌肉恢复正常的功能。所以舒缓的行为，不仅能使矫正手法达到事半功倍的效果，其本身也具有医疗的效果。因此，舒缓的手法绝对不能省略不做，这是多年来临床上的心得之一。

在做肌肉的舒缓手法以前，应先用热毛巾热敷15~20分钟，也可以用超音波来做肌肉的舒缓。在做关节舒缓手法以前，应先用微波照射10分钟左右。

电灸（简称TENS）可以用来舒缓和治疗肌肉疼痛。温热刺激疗法可加速细胞的新陈代谢、提高软组织的自愈率及抵抗能力和神经的效能。

2.颈胸椎舒缓的重要提示

（1）矫正动作以前一定要先做舒缓动作。

（2）旋转或侧弯应向不痛的一侧转过去或弯过去。

（3）颈部的矫正治疗不可过多。

（4）在有敏感疼痛的关节上，不可在尚有痉挛的肌肉处矫正此关节。

（5）告诉患者若经矫正有酸痛的感觉时，应立即治疗，绝不可拖延。

（6）舒缓前尽量使用热敷10~15分钟。

3.颈胸椎舒缓的手法

基本手法的运用主要参见本书谭顺斌主任及梁文军主任章节。

颈椎舒缓的手法（以下手法以每项30秒~60秒为宜）：

（1）患者俯卧，拇指重叠，由头向足推压棘突正中（图3-59）。

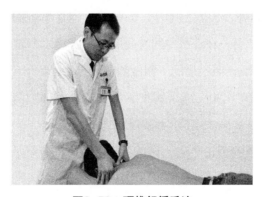

图3-59 颈椎舒缓手法

（2）患者俯卧，拇指重叠，由头向足推压棘突旁侧。

（3）患者仰卧。医师以一手的食指置于枕骨下缘，托住患者的头；另一手握住患者下巴。先轻微牵引，再向不痛的一侧旋转到极限。先向不痛侧做完，再向痛侧做（图3-60）。

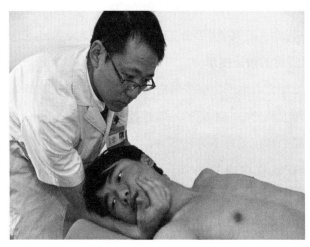

图3-60　颈椎舒缓手法

（4）患者仰卧。医师以一手置于患者的枕骨下方，另一手固定在患者的肩上。枕骨下的手托着患者的头向外侧拉到极限，是对胸锁乳突肌和斜方肌的舒缓。

（5）患者仰卧，医师的双臂交叉，双手置于患者的左右肩上。医师以手臂向前、向左或向右推动，是对斜角肌、斜方肌和提肌的舒缓。

（6）患者仰卧，头置于床外，医师双手抱住患者的枕骨向医师的腹部做一些轻微的牵引，在牵引的同时向顺时针旋转，再向反时针旋转。

（7）患者仰卧，向不痛的一侧做侧弯。

（8）患者坐在床边，低下头来，将头顶在医师胸前。医生双手的手指相交，以两个手掌根挤压颈椎两侧来舒缓。

下面介绍颈椎的矫正手法，它是在颈椎胸、椎舒缓放松的情况下，通过专业的医师使用专业、适量、精准的手法矫正。

（1）C3椎体的拇指矫正法：假设右侧颈椎不适，向右旋转有疼痛感，则应向左侧非痛侧旋转矫正（图3-61）。

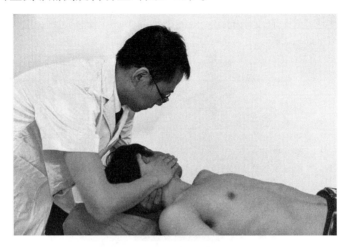

图3-61　C3椎体拇指矫正法

1）患者仰卧，将头转向左侧（非痛侧）。

2）医师站在患者头的后方。左手托着患者的脸腮，右手（矫正手）的拇指顶住被矫正椎体的横突，食指在颧骨下缘，小指在下巴下缘。左右两手肘尽量弯曲，使两臂几乎在一直线上。

3）将患者的头向外旋转到极限，试试看有没有硬端（是否卡住）。

4）若没有卡住，即用轻快之力突破极限，即可听到"咔"的一声，完成矫正。

注意事项：①拇指在极限上向患者眼睛的方向发力。力要轻（约5磅之力）、要快。切记不到极限绝不发力；②突破极限2°~5°即可，超过5°即造成伤害；③右手拇指在发力时，左手微微将患者的头抬起少许，有些侧弯的意味。

（2）C3、C4、C5椎体的中低颈矫正注意事项。

1）C3以下到C7的颈椎矫正，需要锁住（Locking）。

2）锁住的技巧与原理如下。

①利用侧弯和反方向的旋转即可将要矫正的颈椎锁住。

②用颈椎的小面关节的平面作为施力的方向。换而言之，矫正手的前臂与患者的小面关节在同一个平行线上。

③锁定之处是在受限的神经根的下（前）一个椎体的棘突上（图3-62）。

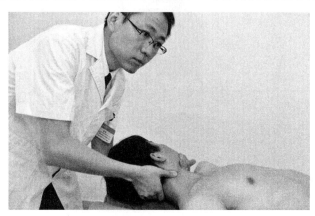

图3-62　C3、C4、C5椎体矫正法

（3）C3、C4、C5椎体仰卧矫正手法（以右侧颈椎异常为例）。

1）患者仰卧，医师站在患者头的侧方（患侧）。

2）医师左手抓住患者的下颚，用手臂托住患者的头。

3）医师右手食指部位抵住颈椎棘突，并轻轻地左推，于是形成向右侧弯。

4）双手将患者的头向左转到极限，试试看有没有硬端。若没有卡住，在左手牵引的情况下，右手则顺着右手臂的方向（小面关节的平面）瞬间轻快地用力，闻声即完成矫正。旋转度以不超过2°~5°为限，以免造成伤害。

（4）C3、C4、C5椎体仰卧食指矫正手法：此手法可用于C3-C7的神经根异常的矫正。

1）患者仰卧，医师站在患者头顶的上方，并将左手的食指部位抵住要释放的神经根的上一个颈椎的棘突旁（例如要释放C4，就把食指抵住C3的棘突旁），左手放在患者的耳后和枕骨后。

2）将患者的头慢慢地抬起，颈后的肌肉也就慢慢地拉紧。当拉紧的感觉到达食指时，就停止向上抬头。

3）此时左手食指轻轻用力向右推，形成向左的侧弯。

4）在食指紧紧顶住棘突时，双手抱住患者的头向右旋转到极限，锁住。

5）向小面关节的平面方面（朝大拇指的方向）瞬时轻快施力，闻声即完成矫正。

（5）C3、C4、C5椎体仰卧小指矫正法（手刀式）：假设要释放C5的神经根，痛侧在右侧。

1）患者仰卧，医师蹲于痛侧。

2）医师的左手托住患者的左腮，并使患者的头向左旋转。

3）医师右手（矫正手）的小指及其掌根部，顶在C4的椎体的棘突上，和左手同时轻轻用力把患者的头向左侧（不痛侧）转到极限。

4）试试看是否有卡住的感觉。如果没有，就可以准备发力了。

5）医师左手微微地向手方向弯曲患者的头，在牵引的情形下，医者的右手瞬时轻快发力（旋转度在2°~5°），即可听到"咔"的一声，这时候就完成矫正。

（6）C3、C4、C5椎体坐姿矫正手法：以释放C4神经，右侧为不痛侧为例（图3-63）。

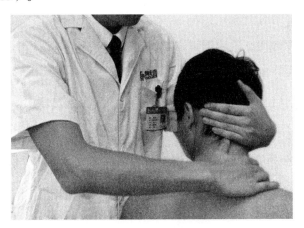

图3-63 C3、C4、C5椎体坐姿矫正法

1）患者坐姿，医师立于不痛的一侧。

2）医师下手拇指和食指紧紧地抓稳患者的第四颈椎。

3）上手小拇指紧紧地抓稳患者的第三椎棘突，并向右旋转到极限。

4）在极限上试试看有没有硬端卡住。若没有卡住，即向右上发力，闻声音即完成矫正。旋转度在2°~5°，以免造成伤害。

（7）胸椎T12垫指直压式矫正手法，俗称"横突指压法"。

1）患者俯卧，全身放松。

2）医师立于患者左侧，其右手食指和中指的指端分放在受限的椎体左右横突上（食指的指端放在T11的左横突上，中指的指端放在T12的右横突上）。

3）医师的左手豆状骨垂直地压在右手的两个指端上。

4）当患者吐气完毕时，医师的左手利用上身的体重，突然透过豆状骨下压中指和食指的指端，即可听到"咔"的一声，完成矫正。

（8）胸椎T12双豆状骨直压式矫正手法，俗称"双手相叉法"。

1）患者俯卧，全身保持放松。

2）医师站在痛的一侧，尽量靠近患者的臀部。

3）医师用交叉手将左右两手的豆状骨放在痛椎（T12）的横突上，和上一椎（T11）的对侧横突上。

4）患者深呼吸，在患者吐气将完毕时，双臂垂直，用上身体重突然下压，即可听到"咔"的一声，完成矫正。

（9）胸椎T12直压式矫正手法。

1）患者尽量坐在床边缘，双腿放在床上；双臂左臂在下，右臂在上，上下重叠。瘦弱者其胸前可抱一枕头，以免造成疼痛而影响效果。

2）医师立于床边，面向患者脸部，左腿在前、右腿在后，左手放在患者颈有背处，右手握成"赞美手"，放在错位的关节处，使脊椎在后指与食（中）指之间。

3）患者先做一次深呼吸，然后抱着患者逐渐向后慢慢倒下，当患者身体压到医生的右手时（也是患者吐气完毕时），医师利用其上身的体重突然向下施压，即可听到"咔"的一声，完成矫正。

注意事项：①患者双臂上下平行相重叠，而不是左右相交叉；②医师的前胸需紧紧贴在患者的右臂上（患者右臂在上，左臂在下），两人视为一体，减少碰撞；③把患者的头转向其左侧，以免造成两头相碰；④取掉一切头饰、耳环、眼镜、假牙、发夹等，以免矫正时造成伤害。

专业整脊枪对责任椎体精准调整复位的使用，针对C3、C4、C5、T12椎体的精准复位治疗，主要参见本书谭顺斌主任及梁文军主任章节。

（10）重要提示：呃逆频繁或持续24小时以上，称为难治性呃逆，多发生于某些疾病。按病变部位其病因分类如下。

1）中枢性：呃逆反射弧抑制功能丧失，器质性病变部位以延脑最重要，包括脑肿瘤、脑血管意外、脑炎、脑膜炎，代谢性病变有尿毒症、乙醇中毒，其他如多发性硬化症等。

2）外周性：呃逆反射弧向心路径受刺激。膈神经的刺激包括纵隔肿瘤、食管炎、食管癌、胸主动脉瘤等。膈肌周围病变如肺炎、胸膜炎、心包炎、心肌梗死、膈下脓肿、食管裂孔疝等，迷走神经刺激有胃扩张、胃炎、胃癌、胰腺炎等。

3）其他：药物、全身麻痹、手术、精神因素等，内耳及前列腺病变亦可引起呃逆。

所以打嗝持续24小时以上的，应到医院进行一下检查。

发作时胸部透视可判断膈肌痉挛为一侧性或两侧性，必要时做胸部CT检查，排除膈神经受刺激的疾病，做心电图判断有无心包炎和心肌梗死。疑中枢神经病变时可做头部CT、磁共振、脑电图等检查。疑有消化系统病变时，进行腹部X线检查、B型超声、胃肠造影，必要时做腹部CT和肝胰功能检查；为排除中毒与代谢性疾病可做临床生化检查。

二、慢性胃炎

胃痛症状在生活中比较常见，在我的记忆中，儿时常常就会有胃痉挛的疼痛，因为父亲是医生的缘故，在家里我最常接收到的简单而有效的治疗便是父亲在我背上脊柱两侧用力指压一会儿，当时的我不知道这是什么神奇的穴位，但是大多数时间我的疼痛都能得到较明显的改善。现在回想才知道那应该是我们前面讲到的"胃腧穴"，虽然大多数医生都会知道这个穴位有止痛强胃的作用，但是鲜有人知道它的作用原理，我们今天就来讲讲胃痛这件事。

现代医学中，进行纤维胃镜检查后，慢性胃炎占所有胃病的80%以上。但是我们对它并没有太多了解，慢性胃炎是指不同病因引起的各种慢性胃黏膜炎性病变，是一种常见病，其发病率在各种胃病中居首位。有很大一部分患者找消化内科医生看了以后，吃了很多药，效果却仍然不理想，这时候有没有考虑过可能是脊骨神经的问题呢?常常有患者来看颈胸背部疾病的时候，查体发现某些胸椎棘突压痛明显，然后我们问患者是不是有胃痛的症状，建议他们试试脊骨神经医学的疗法。经过对特定胸椎连续做几次整复治疗后，大多数患者的胃痛会明显好转，回访也只是偶尔有轻微的疼痛。

先简单给大家讲讲导致慢性胃炎产生的常见原因。

1.幽门螺杆菌感染

病毒或其毒素：多见于急性胃炎之后，胃黏膜病变经久不愈而发展为慢性浅表性胃炎。主要指幽门螺杆菌感染。

2.刺激性物质

长期饮烈性酒、浓茶、浓咖啡等刺激性物质，可破坏胃黏膜保护屏障而发生胃炎。

3.药物

有些药物如保泰松、吲哚美辛、辛可芬及水杨酸盐、洋地黄等可引起慢性胃黏膜损害。

4.口腔、咽部的慢性感染

5.胆汁反流

胆汁中含有的胆盐可破坏胃黏膜屏障，使胃液中的氢离子反弥散进入胃黏膜而引起炎症。

6.长期精神紧张，生活不规律

7.环境变化

如环境改变，气候变化。人若不能在短时间内适应这种变化，就可引起支配胃的神经功能紊乱，使胃液分泌和胃的运动不协调，从而患上胃炎。

8.其他系统病变的影响

其实，我们应该了解到这里还有与慢性胃炎产生相当密切和重要的一个原因，就是脊骨神经学所阐述的道理。这是由于颈椎段、胸椎段脊髓侧角发所出的交感神经纤维所构成的椎前交感神经节和椎旁交感神经节均分布在脊柱两侧，因而如果颈椎、胸椎的小关节周围出现软组织损伤、小关节错位，刺激或压迫了交感及副交感神经，就会伴发G细胞丧失和胃泌素分泌功能紊乱，继而进一步导致它们的减少，同时就可累及胃体，伴有泌酸腺的丧失，导致胃酸、胃蛋白酶和内源性因子的减少。这样时间长了，我们的胃就不好了。

导致我们出现慢性胃炎、胃痛的相关责任椎如（图3-64）。

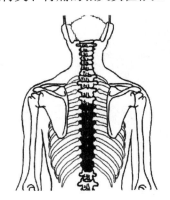

图3-64　慢性胃炎相关责任椎：T5-T12

由于T5~T12椎体旁的神经根受到压迫牵拉，支配消化系统的神经便出现异常反射，进一步导致相关消化液及消化因子分泌紊乱，所以我们需要对它们进行治疗，这样就能快速缓解慢性胃炎以及胃痛的问题。

首先，让我们对胃部进行适度的热敷。

下一步，让我们对相应胸椎进行舒缓动作，花10分钟左右缓慢揉按T5~T12椎体两旁肌肉，直到脊柱两旁肌肉放松、发热，然后可以用双手加适当力度对胃部进行顺时针推按数圈。之后我们采用以下几种方法对T5~T12椎体进行进一步舒缓和放松。

（1）胸椎关节的舒缓手法

1）患者俯卧，在胸或腹下放一枕头，以便使棘突露出。

2）医师站在患者的侧方，双手拇指重叠按在棘突上，向外侧推动棘突。

3）推6~7次即可（图3-65）。

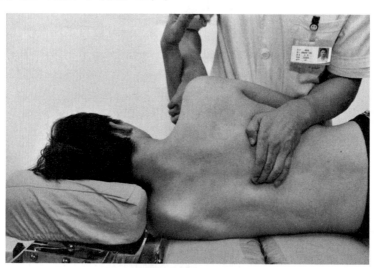

图3-65　胸椎关节的舒缓手法

（2）胸椎关节的推拉舒缓手法

1）患者俯卧，胸下最好垫一枕头。

2）医师立于患者的一侧，双手拇指左右交互地顶牢上下相邻（如T5和T6）的棘突。

3）一拇指向左推，另一拇指向右推（图3-66）。

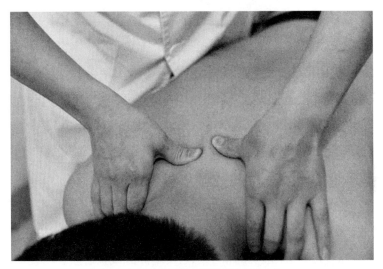

图3-66　胸椎关节的推拉舒缓手法

（3）胸椎两侧肌肉横向的舒缓手法

1）患者侧卧，面向医师，头下放枕头，以保持颈椎与胸椎在一条水平线上。

2）医师的前臂放在患者的身上，拇指固定在患者的肋骨上，以双手的食指和中指施力，并从棘突的下方向上抓按棘突，手指用力向肌肉的深层压，然后再向上抓，并沿脊椎推行（皮肤上应该先涂一层凡士林软膏，以免伤害到皮肤）。

（4）胸椎两侧肌肉纵向的舒缓手法

1）患者俯卧，医师站在患者头顶的前方，医师的左手握住患者右手的肘上方，向上向内拉，使患者的上半身产生向上向内的旋转。

2）医师右手的拇指深压脊椎的棘突（向两侧的肌肉），自高T椎向低T椎（如T3向T9）方向推压（图3-67）。

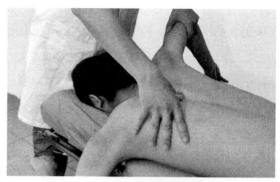

图3-67　胸椎两侧肌肉缝向的舒缓手法

对胸椎旁侧肌肉进行舒缓以后，接下来便是非常关键的环节——被对相关责任椎体的手法矫正。这需要专业脊骨神经学医生来完成！

在做这些矫正手法之前，一定要注意以下要点：①做背部胸椎的矫正手法时，要配合患者的呼吸，在患者吐气完毕时实施；②切记用力适量，不可过猛，尽量避免伤及肋骨；③关节完全伸展开的情况下才能用矫正的手法；④随时准备一个结实的垫子，在实施仰卧或伏卧矫正时使用；⑤当实施"前后直压"式矫正手法时，对瘦弱的患者，其胸前应抱一个枕头，以免压痛；⑥使用矫正手法的目的是在于消除关节的僵硬和肌肉的紧张；⑦医师应紧紧将患者抱住，以减少彼此碰撞。

（5）胸椎T3—T8的压肩矫正手法，俗称"提肋压肩跪膝法"。

（6）胸椎T4—T7直压式矫正手法（图3-68）。

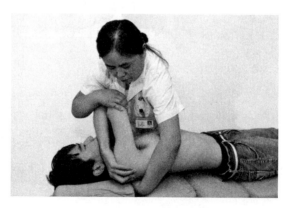

图3-68　胸椎T4—T7直压式矫正手法

（7）胸椎T5、T6、T7提肩式矫正手法，俗称"拉腕提肩顶膝法"（图3-69）。

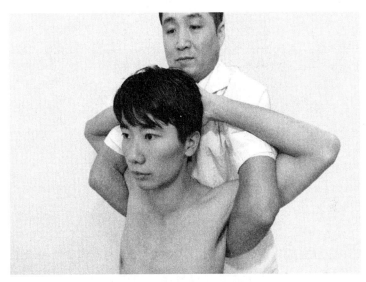

图3-69　拉腕提肩顶膝法

（8）胸椎T3—T12垫指直压式矫正手法，又称"横突指压法"。

（9）胸椎T8、T9、T10坐式矫正手法（图3-70）。

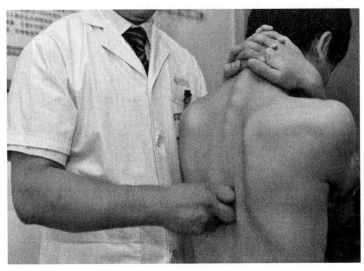

图3-70　坐式矫正手法

（10）胸椎及腰椎垫指直压棘突矫正手法。

注意：矫正胸椎时，以T7为例，千万不可放在患椎T7的棘突顶上或后方，应放在前一椎T6棘突的后下方，顺着椎间板平面的倾斜度施压即可（图3-71）。

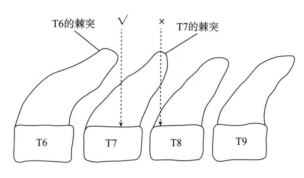

图3-71　直压用力示意图

在按照疗程完成以上治疗以后，大多数患者的胃痛症状都会有较明显好转，之后大家就要注意怎么才能做好慢性胃炎的预防了。推荐几点给各位读者参考：①保持精神愉快。精神抑郁或过度紧张和疲劳，容易造成幽门括约肌功能紊乱，胆汁反流而发生慢性胃炎；②戒烟忌酒。烟草中的有害成分能促使胃酸分泌增加，对胃黏膜产生有害的刺激作用，过量吸烟会引起胆汁反流。过量饮酒或长期饮用烈性酒会使胃黏膜充血、水肿，甚至糜烂，慢性胃炎发生率明显增高；③慎用、忌用对胃黏膜有损伤的药物。长期滥用此类药物会使胃黏膜受到损伤，从而引起慢性胃炎及溃疡；④积极治疗口咽部感染灶。勿将痰液、鼻涕等带菌分泌物吞咽入胃导致慢性胃炎；⑤注意饮食。过酸、过辣等刺激性食物及生冷不易消化的食物应尽量避免，吃饭时要细嚼慢咽，使食物充分与唾液混合，有利于消化和减少对胃部的刺激。饮食宜按时定量、营养丰富，多吃含维生素A、维生素B、维生素C多的食物。忌服浓茶、浓咖啡等刺激性的饮料。

如果已经有慢性胃炎了，那么在接受治疗的同时还应该多以调养为主。平时在饮食上应注意以下几点。

宜慢。细嚼慢咽可以减少粗糙食物对胃黏膜的刺激。

宜节。饮食应有节律，切忌暴饮暴食及食无定时。

宜洁。注意饮食卫生，杜绝外界微生物对胃黏膜的侵害。

宜细。尽量做到进食较精细、易消化、富有营养的食物。

宜清淡。少食肥、甘、厚、腻、辛辣等食物，少饮酒。

三、治愈慢性胆囊炎，做好消化道的"清道夫"

慢性胆囊炎是消化系统较常见的疾病，发病率较高。一般表现为持续性右上腹钝痛或不适感；有恶心、嗳气、反酸、腹胀和胃部灼热等消化不良症状；右下肩胛区疼痛；进食高脂或油腻食物后症状加重；病程长，病情经过有急性发作和缓解相交替的特点，急性发作时与急性胆囊炎症状同，缓解期有时无任何症状。

自行检查时，胆囊区可有轻度压痛和叩击痛，但无反跳痛；少数胆汁淤积病例可摸到胀大的胆囊；急性发作时右上腹可有肌紧张，体温正常或有低热，偶有出现黄疸。胆囊压痛点在右腹直肌外缘与肋弓的交点，胸椎压痛点在8～10胸椎旁，右膈神经压痛点在颈部右侧胸锁乳突肌两下角之间。

因为胆囊炎是消化系统疾病，所以慢性胆囊炎患者的饮食特别需要注意，先给大家介绍一些关于慢性胆囊炎应该注意的饮食习惯。

1.胆囊炎在急性发作期，忌食油炸、油煎的食物，忌食蛋类、肉汤及饮酒；进食应限于低脂肪、低蛋白、少量易消化的流食或半流食。随着病症的消退可逐渐加入少量脂肪及蛋白食物，如瘦肉、鱼、蛋、奶和水果及蔬菜等。

2.慢性胆囊炎患者，平日进食应以清淡、易消化的食物为主，应进大量饮料（1500～2000ml），以稀释胆汁。每2～3小时进食1次，以刺激胆汁分泌。吃易消化的蛋白质，每天50克。勿吃动物脑、肾、蛋黄、油炸食物、辛辣食品等。

3.胆囊炎患者在饮食规律方面，宜定时定量，少吃多餐，不宜过饱。在饮食上，严格控制脂肪和含胆固醇食物，如肥肉、油炸食品、动物内脏等的摄入，因为胆结石形成与体内胆固醇过高和代谢障碍有一定关系。不可饮酒和进食辛辣食物，宜多吃萝卜、青菜、豆类、豆浆等副食。萝卜有利胆作用，并能帮助脂肪的消化吸收；青菜含大量维生素、纤维素；豆类含丰富的植物蛋白。此外，还应补充一些水果、果汁等，以弥补炎症造成的津液和维生素损失。

4.胆囊炎患者宜进食低脂肪、低胆固醇的饮食。肥肉，油炸食品，含油脂多的干果、子仁类食物，蛋黄，动物脑、肝、肾及鱼子等食品均宜严格控制。平时饮食亦应进易消化、少渣滓的食物以避免产生气体。一切酒类、刺激性食物、浓烈的调味品均可促进胆囊收缩，使胆道括约肌不能及时松弛，造成胆汁流出，从而使胆囊炎急性发作，所以均应避免。急性发作时宜进食低脂、易消化半流食或流食；重者应予禁食，胃肠减压及静脉补液（图3-72）。

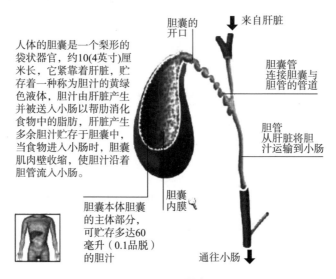

人体的胆囊是一个梨形的袋状器官，约10（4英寸）厘米长，它紧靠着肝脏，贮存着一种称为胆汁的黄绿色液体，胆汁由肝脏产生并被送入小肠以帮助消化食物中的脂肪，肝脏产生多余胆汁贮存于胆囊中，当食物进入小肠时，胆囊肌肉壁收缩，使胆汁沿着胆管流入小肠。

胆囊的开口

来自肝脏

胆囊管
连接胆囊与胆管的管道

胆管
从肝脏将胆汁运输到小肠

胆囊内膜

胆囊本体胆囊的主体部分，可贮存多达60毫升（0.1品脱）的胆汁

通往小肠

图3-72　胆囊

但除了日常饮食不规律以及饮食结构欠佳外，引起慢性胆囊炎同样还有更隐匿、更重要的原因。请看图3-55，整个消化体统重要的器官都是由大、小和最小内脏神经丛所调节控制，而内脏神经丛又是由胸椎、腰椎段脊髓侧角发出的交感神经纤维所构成的椎前交感神经节和椎旁交感神经节构成，因而如果胸椎、腰椎的小关节周围出现软组织损伤、小关节错位，

刺激或压迫了交感及副交感神经，就会伴发肝脏分泌胆汁以及胆囊储存释放胆汁功能紊乱，继而进一步导致它们的减少，这时候，如果饮食结构搭配和饮食习惯再有所不良时，胆囊本身的负担便体现出来。举个简单的例子，人体的消化道其实很像我们生活中常见的下水管道，而我们的肝脏分泌出的胆汁便是清除下水管道的清淤剂，胆囊的作用是控制适量、适度地排放这些清淤剂。下水管道中，污垢的严重程度决定了胆囊这台机器的工作负荷程度；同时，如果操作这台机器的工人指令接收和指示出错，那么就会导致这台机器出现故障。而这个支配机器运转的指令程序，就来自于胸椎、腰椎段脊髓侧角发出的交感神经纤维所构成的椎前交感神经节和椎旁交感神经节。

现在这个道理已经很清楚了，所以当我们的胆囊出现故障的时候，将相应的脊柱节段调整到正常状态，对胆囊炎的恢复会起到至关重要的作用。

慢性胆囊炎患者应该注意经常舒缓和矫正的相关责任椎体示意图（图3-73）。

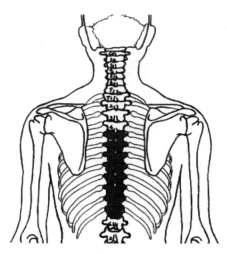

图3-73　胆囊相关责任椎体

先进行第一颈椎的舒缓治疗。

（1）颈椎舒缓的手法（以下手法以每项30秒~60秒为宜）

1）患者俯卧，拇指重叠，由头向足推压棘突正中（图3-74）。

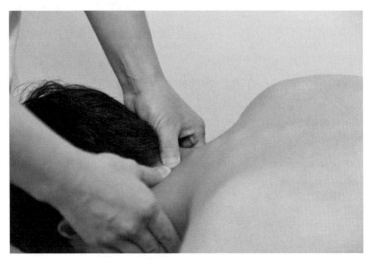

图3-74　颈椎舒缓手法

2）患者俯卧，拇指重叠，由头向足推压棘突旁侧。

3）患者仰卧。医师以一手的食指置于枕骨下缘，托住患者的头；另一手握住患者下巴。先轻微牵引，再向不痛的一侧旋转到极限。先向不痛侧做完，再向痛侧做（图3-75）。

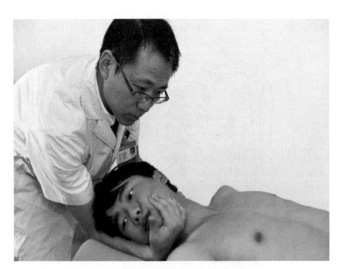

图3-75　颈椎舒缓手法

4）患者仰卧，医师以一手置于患者的枕骨下方，另一手固定在患者的肩上。枕骨下的手托着患者的头向外侧拉到极限，是对胸锁乳突肌和斜方肌的舒缓。

5）患者仰卧，医师的双臂交叉，双手置于患者的左右肩上。医师以手臂向前、向左或向右推动，是对斜角肌、斜方肌和提肌的舒缓。

6）患者仰卧，头置于床外，医师双手抱住患者的枕骨向医师的腹部做一些轻微的牵引，在牵引的同时向顺时针旋转，再向反时针旋转。

7）患者仰卧，向不痛的一侧做侧弯。

8）患者坐在床边，低下头来，将头顶在医师胸前。医生双手的手指相交，以两个手掌根挤压颈椎两侧来舒缓。

（2）下面介绍颈椎的矫正手法，它是在颈椎、胸椎舒缓放松的情况下，通过专业的医师使用专业、适量、精准的手法矫正。

1）C1的仰卧中直矫正法，如图。

①患者仰卧，医师立于患者的头顶上侧。

②医师的双手置于患者腮耳之处，将患者的脸转向非痛侧的极限，试一试有没有卡住。

③在没有硬端（卡住）的情形下，医生的下手托着患者的头向医生腹部做牵引的同时，医师的上手以轻快之力突破极限，即可听到"咔"的一声，完成矫正。

注意事项：①C1的矫正不必采用"锁住"的矫正法，所以患者的颈椎要保持中直的姿势，不可前弯、不可后仰也不可侧弯，是一个纯粹的旋转矫正手法；②倘若患者向右旋转疼痛，即可向左矫正；③双手可以稍微用一些牵引（向医师方向拉）。

（3）C1椎体的拇指矫正法：假设右侧颈椎不适，向右旋转有疼痛感，则应向左侧非痛侧旋转矫正。

1）患者仰卧，将头转向左侧（非痛侧）。

2）医师站在患者头的后方。左手托着患者的脸腮，右手（矫正手）

的拇指顶住被矫正椎体的横突，食指在颧骨下缘，小指在下巴下缘。左右两手肘尽量弯曲，使两臂几乎在一直线上。

3）将患者的头向外旋转到极限，试试看有没有硬端（是否卡住）。

4）若没有卡住，即用轻快之力突破极限，即可听到"咔"的一声，完成矫正。

注意事项：①拇指在极限上向患者眼睛的方向发力。力要轻（约5磅）、要快。切记不到极限绝不发力；②突破极限2°~5°即可，超过5°即造成伤害；③右手拇指在发力时，左手微微将患者的头抬起少许，有些侧弯的意味。

随后，我们应该对重要的T6椎体进行舒缓及矫正，其手法与注意点在其他消化系统疾病的脊骨神经学治疗方式中已经有了较为详细的介绍，只是具体的责任椎体有所差异，我们更加精准地定位T6椎体后，对T6椎体的右侧进行专项治疗。

（4）第六胸椎关节的舒缓手法

1）患者伏卧，在胸或腹下放一枕头，以便使棘突露出。

2）医师站在患者的侧方，双手拇指重叠按在棘突上，向外侧推动棘突。

3）推6~7次即可。

（5）胸椎关节的推拉舒缓手法

1）患者俯卧，胸下最好垫一枕头。

2）医师立于患者的一侧，双手拇指左右交互地顶牢上下相邻（T5和T6）的棘突。

3）一拇指向左推，另一拇指向右推。

（6）胸椎两侧肌肉横向的舒缓手法

1）患者侧卧，面向医师，头下放枕头，以保持颈椎与胸椎在一条水平线上。

2）医师的前臂放在患者的身上，拇指固定在患者的肋骨上，以双手的食指和中指施力，并从棘突的下方向上抓按棘突，手指用力向肌肉的深层压，然后再向上抓，并沿脊椎推行。

（7）胸椎两侧肌肉缝向的舒缓手法

1）患者俯卧，医师站在患者头顶的前方，医师的左手握住患者右手的肘上方，向上向内拉，使患者的上半身产生向上向内的旋转。

2）医师右手的拇指深压脊椎的棘突（向两侧的肌肉），自高T椎向低T椎（如T3向T9）方向推压。

对胸椎旁侧肌肉进行舒缓以后，接下来便是非常关键的环节——对相关责任椎体的手法矫正。这需要专业脊骨神经学医生来完成！

在做这些矫正手法之前，再次提醒大家一定要注意以下要点：

①做背部胸椎的矫正手法时，要配合患者的呼吸，在患者吐气完毕时实施。

②切记用力适量，不可过猛，尽量避免伤及肋骨。

③要在关节完全伸展开的情况下才能用矫正的手法。

④随时准备一个结实的垫子，在实施仰卧或俯卧矫正时使用。

⑤当实施"前后直压"式矫正手法时，对瘦弱的患者，其胸前应抱一个枕头，以免压痛。

⑥使用矫正手法的目的在于消除关节的僵硬和肌肉的紧张。

⑦医师应紧紧将患者抱住，以减少彼此碰撞。

（8）胸椎T6的压肩矫正手法，俗称"提肋压肩跪膝法"。

（9）胸椎T6直压式矫正手法。

（10）胸椎T6提肩式矫正手法：俗称"拉腕提肩顶膝法"。

（11）胸椎T6垫指直压式矫正手法，又称"横突指压法"。

（12）胸椎T6坐式矫正手法（图3-76）。

（13）胸椎及腰椎垫指直压棘突矫正手法。

消化道系统是身体每天工作量相对较大的一个系统，所以在常规治疗后，日常的维护就变得尤为重要，再次提醒并教大家一些预防慢性胆囊炎的知识。

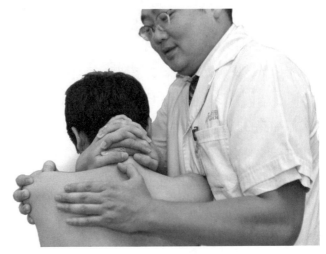

图3-76　胸椎坐式矫正法

1）注意饮食卫生，食不过饱，平时进食以低脂肪、低胆固醇食物为主，严格控制食用肥肉、油炸食品、含油脂多的干果、子仁类（如核桃、花生仁、腰果等）及蛋黄、动物内脏、鱼子等。饮食中不必绝对禁油腻，但控制脂肪和胆固醇的摄入是非常有必要的。

2）宜吃植物油，不吃动物油。近代医学认为植物油有一定的利胆作用。

3）一切酒类及刺激性食物或浓烈的调味均可能导致胆囊炎的急性发作，宜慎摄入。

4）注意休息，避免过劳，且应避免情绪激动和精神紧张，以防诱发，保持心情舒畅。

5）平时饮食应多进食易消化、少渣滓的食物，以避免产生气体；保持大便通畅。

6）适当进行体力劳动与体育锻炼。

7）保证每天水分的摄入量。

8）如伴有胆石病，应积极消除结石。即使现在B超未发现胆结石，仍不能排除胆结石存在的可能性，最好每隔半年去医院进行B超检查。

9）如有寄生虫病史者，应采取积极措施驱除寄生虫，以消除隐患。

10）慢性胆囊炎急性发作者，宜卧床休息并禁食。

11）寒冷季节注意保暖。

另外，还有一些重要提示。慢性胆囊炎多为慢性症状，危及生命的情况不多，但是如果出现以下症状，就有可能是急性胆囊炎，这时候就应该及时到医院通过外科就诊处置。

激烈疼痛。右上腹剧痛或绞痛；疼痛常突然发作，十分剧烈，或呈现绞痛样，多发生在进食高脂食物后，且多发生在夜间；疼痛逐渐加重，呈现放射性，最常见的放射部位是右肩部和右肩胛骨下角等处，乃系胆囊炎症刺激右膈神经末梢和腹壁周围神经所致。

恶心、呕吐。这是最常见的症状，如恶心、呕吐顽固或频繁可造成脱水、虚脱和电解质紊乱，多见于结石或蛔虫梗阻胆囊管时。

轻型病例常有畏寒和低热；重型病例则可能伴有寒战和高热，热度可达39℃以上，并可出现谵语、谵妄等精神症状。

黄疸。较少见，如有黄疸一般程度较轻，表示感染经淋巴管蔓延到了肝脏，造成了肝损害，或炎症已侵犯胆总管。

四、消化不良

说起消化不良，人们多少都会有程度不同的感受，这是一个消化系统综合性的症状，它包括胀气、腹痛、胃灼热、呃逆、恶心、呕吐、进食后有烧灼感等。这样的症状常可持续或反复发作，病程基本都会超过一个月，或在过去的十二月中累计超过十二周；这些可能是胃、小肠或大肠出毛病的一个症状，同时也可能本身就是一种疾病。

食物过敏、胃病、生活压力、情绪紧张、缺乏消化酶等均可能引起消化问题。经检查排除引起上述症状的器质性疾病后，就基本能定位在功能性消化不良。它是现在临床上最常见的一种功能性胃肠病。那么它有哪些典型的临床表现呢？

1.早饱是指进食后不久即有饱腹感，以致摄入食物明显减少。

2.上腹胀多发生于餐后，或呈持续性进餐后加重。

3.早饱和上腹胀常伴有嗳气，恶心、呕吐并不常见，往往发生在胃排空明显延迟的患者身上，呕吐多为当餐胃内容物。

4.不少患者同时伴有失眠、焦虑、抑郁、头痛、注意力不集中等精神症状。这些症状在部分患者中与"恐癌"心理有关。

5.目前常用的治疗方案主要从饮食调整、使用药物、增强运动等几个方面着手，具体如下。

（1）应暂停进食，实行"饥饿疗法"。禁食一餐或两餐酌情而定。禁食期间可根据口渴情况饮用淡盐开水，以及时补充水和盐分，也可饮用糖＋盐分，因为糖＋盐水可迅速吸收，不至增加胃肠负担。如无须完全禁食，则减量进食，或只吃易消化的粥类加点开胃小菜，这样会使胃肠感觉轻松舒适，消化不良易于矫正。

（2）适当使用助消化药物，一般应在专科医生指导下服用。但如系非处方药品，则可根据药品说明书使用。一般常用的药物有多潘立酮，系胃动力药，能加强食物从胃排空，减轻胃胀；乳酸菌素片，能在肠道形成保护层，阻止病原菌及病毒的侵袭，还能促进胃液分泌，增强消化功能。其他助消化的中药，如神曲、木香、山楂、麦芽、谷芽、陈皮等可酌情使用（水剂煎服）。

（3）较轻微的消化不良，或仅是一时性过饱，可采取饭后散步、腹部轻揉按摩、1~2小时后参加体育运动或体力劳动的措施，来增强身体热量的消耗，尽快消除消化不良现象。

若已出现消化不良的症状，则应忌食荤腥、油腻、海味等不易消化的食物，也不宜再多吃甜品或冰淇淋一类的食物；必须以清淡食物为主，维持1~2天即可使胃肠道将消化不良的食物残渣清除，从而使消化机能康复。接着前面慢性胆囊炎章节的例子，人体的消化道其实很像我们生活中常见的下水管道，调整饮食是减少管道中污垢及淤积对管道系统的影响，口服药物是使用清淤剂减少淤滞，同时润滑管道；适当锻炼是外力对管道进行摇晃、收缩，加快排空能力。

那么怎样才能彻底解决胃肠道、消化系统机器指令接收和指示出现的紊乱问题，让各系统各司其职并且精密配合完成工作呢？那就又要不得不提到来自于胸椎、腰椎段脊髓侧角发出的交感神经纤维所构成的椎前交感神经节和椎旁交感神经节了。

现在这个道理已经很清楚了，所以当我们的消化系统出现故障的时候，将相应的脊柱节段调整到正常状态对消化系统功能的恢复会起到至关重要的作用。

6.让我们了解一下消化不良的相关责任椎情况（图3-77~图3-78）。

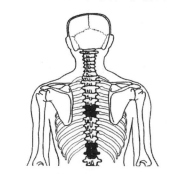

图3-77　与消化不良相关责任椎体

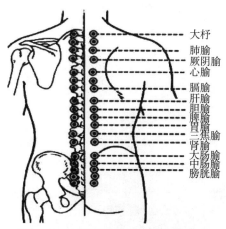

大杼
肺腧
厥阴腧
心腧
膈腧
肝腧
胆腧
脾腧
胃腧
三焦腧
肾腧
大肠腧
小肠腧
膀胱腧

图3-78　与消化系统相关腧穴示意图

不难看出，脊骨神经学研究的范围再次和我们上千年文化中的传统医学有着高度的统一性，责任椎的分布范围几乎全都与相关系统的腧穴相呼应。

现在，让我们对相应胸椎进行舒缓，花10分钟左右缓慢揉按T6、T7、T12椎体两旁肌肉，直到脊柱两旁肌肉放松、发热，然后可以用双手加适当力度对胃部进行顺时针推按数圈。下一步我们采用与慢性胃炎章节相同的手法舒缓和矫正T6、T7、T12椎体。之后，我们再对L1椎体进行舒缓和矫正，舒缓亦是做矫正前必做的手法。具体操作如下：

（1）向下直压棘突舒缓法。

1）患者俯卧。

2）医师右手的豆状骨在棘突上，其左手则压在右手背上。在双手的合力下压棘突30~60秒。

3）前后椎体的棘突都要压几次，以达到区域舒缓的目的。

（2）左右横推棘突舒缓法。

1）患者俯卧。

2）医师立于床侧，面向患者左右双手的拇指重叠，顶在棘突的旁向外侧推动棘突30秒~60秒。

3）前后椎体的棘突都要推几次，以达到区域舒缓的目的。

（3）抬腿压腰舒缓法（图3-79）。

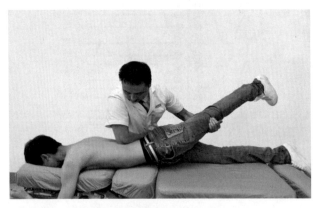

图3-79　抬腿压腰舒缓手法

1）患者俯卧。

2）医师的左手豆状骨放在受限椎体的棘突上，右手握在患者膝盖的上部。

3）医师的左手施以持续的压力在棘突上，右手向上抬拉痛腿，直到患者感到很痛即停。

4）如此重复做7~8次。

（4）压肩推臀舒缓法。

1）患者侧卧，不痛的一侧在下，脸朝外，上腿弯曲，把脚背放在小腿的膝腘部。

2）医师的右手向自己的方向轻轻地压拉患者的上肩，使上身产生旋转到极限，即固定住肩部。

3）医师的左手按在患者的臀部向外推，与此同时，患者的下腿要伸直，悬于床外。

4）医师固定患者的上肩，推动患者的臀部逐渐到极限。

5）如此重复做7~8次即可。

当对腰椎的舒缓结束后，便是专业脊骨神经医生对患者进行腰椎手法的矫正。

（5）腰椎矫正的预备动作

1）内侧推式（push）矫正手法。

①患者右侧在下，侧躺在床上，面向医师，左腿弯曲，左脚放在右膝腘上。

②医师站在床旁，面向患者，右手触摸T12—L1的棘间韧带，右手抬起患者的大腿向前（头部的方向）弯曲。当紧张的肌肉到达右手的手指时，即将患者的腿放到床外，作为"由下向上的锁定"。

③换左手触摸T12—L1的棘间韧带，医师的右手握住患者的左臂上拉，使其产生旋转，直至感到有紧张的肌肉到达左手的手指时即停止旋

转，作为"由上向下的锁定"。

④医师的左手豆状骨压在L1椎体的横突上，右手稍微向后再推一推患者的右（上）肩，到极限即固定其位置不动。

⑤请患者做三次深呼吸后，医师以左手（前臂与床平行，与椎体垂直）突然发力，即可听到"咔"的一声，完成矫正。

2）内侧拉式（pull）矫正手法。

①、②、③同前项"内侧推式矫正手法"的动作。

④医师的左手按住患者的右肩固定住。

⑤医师右手的中指深深扣住L4的棘突。

⑥患者做三次深呼吸。

⑦医师的左手向头方向推并固定好，右手中指拉棘突，右肘拉患臀；此时两手产生牵引作用并以腿压患膝，使臀旋转到极限。在极限上，右手及右肘同时向内发出拉力即可听到"咔"的一声，完成矫正。

3）坐姿旋转矫正手法。

①患者跨坐在长凳上，双臂交叉于胸前。右手放在左肩上，左手放在右肩上。

②医师站在患者后方。左手拉着患者右臂；右手手掌根（或豆状骨）顶住受限椎体的右侧横突，左右双手同时出力，则形成旋转到极限。

③将患者上身稍微向前倾斜，即由右手突然发力，即可听到"咔"的一声，完成矫正。此法多用于低胸或高腰之处，而且效果很好。

4）膝肩对压矫正手法

①患者仰卧，医师立于健侧，右手固定患者的右肩在床上不动，左手握着患侧的膝，使大腿与臀部成90度。

②医师的左手逐渐向内侧旋转患者的大腿，到极限。

③在极限上突然发力，即完成矫正，有时可听到一声或数声响声。

5）压肩拐肘矫正手法

①患者侧卧，患侧在上，患腿弯曲，脚背放在健腿的膝高处，将患腿的膝部置于床沿以外。

②医师的左手先将患者的右手向内和向上拉，使患者上身旋转，然后再将左手固定在患者的左肩上稍微向后（即向外）推一推。

③医师的右腿压住患者的膝部在床沿。

④医师的右肘压在患者左臀部的后侧，逐渐向内施力，产生旋转到极限。

⑤在极限上，右肘突然向内向下发力，即会在患者腰部产生"咔"的声音完成矫正。

7.经过对胸腰椎责任椎矫正以后，很多患者立即就会有腹部轻松的感觉，但是这里仍然要告诉大家一些辅助预防的知识。

（1）减轻精神压力，适当进行体育锻炼，并合理调整饮食结构等。

（2）需要注意与器质性疾病相鉴别，注意随访跟踪。

（3）避免食用某些食物。避免吃精制的糖类、面包、蛋糕、通心粉、乳制品、咖啡、柳橙类水果、番茄、青椒、碳酸饮料、洋芋片、垃圾食物、油炸食物、辛辣食物、红肉、豆类、可乐等；减少盐的摄取量；加工食品、垃圾食物及所有乳制品会刺激黏膜分泌过量胃酸，导致蛋白质消化不良；节制花生、扁豆及大豆的食入量，因它们含有一种酶抑制剂。

（4）注意食物的搭配。蛋白质与淀粉、蔬菜与水果不是有益的搭配，牛奶最好不要与三餐同用，糖与蛋白质或淀粉合用也不利于消化。

（5）服用酸饮料。用一汤匙纯的苹果醋加一杯水，在正餐时啜饮，有助消化。早晨起床先喝一杯柠檬水，有治疗的作用。

（6）喝米汤。米汤及大麦清粥对胀气、排气及胃灼热等症状有效。使用5份水加1份谷物(米或大麦)，煮沸10分钟，盖上锅盖再慢炖50分钟。过滤、冷却后，一天喝数次。

（7）按摩。可以适当对胃部进行按摩，同时按压足三里。

（8）小苏打。 在温水中加入半茶匙小苏打和几滴柠檬汁，慢慢饮用，对于缓解胃酸具有良好的效果。

（9）开胸顺气胶囊。口服，每次3粒，一日2次。有消积化滞、行气止痛的功效，用于饮食内停、气郁不舒导致的胸胁胀满、胃脘疼痛等。

重要提示： 经过检查可明确认定是由某器官病变引起消化不良症状的，如肝病、胆道疾病、胰腺疾病、糖尿病等，这属于器质性消化不良。对于这些患者来说，治疗的时候主要应针对病因治疗，辅助补充消化酶或者通过改善胃动力来缓解消化不良症状。

第四章

脊骨神经影像：病症诊断的利器保障

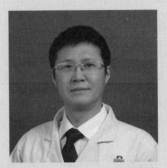

曾先德

副主任医师，放射科主任。1993年毕业于川北医学院医学影像系，从事放射工作二十余年，曾在第三军医大第一附属医院（西南医院）、四川省人民医院等多家三级医院进修深造，在CT和MRI的检查技术和影像诊断上积累了丰富的临床经验，尤其是对脊骨神经影像学有较深入的研究。多次在省内外学术会议上进行学术交流，并在国家和省级学术刊物上发表论文数篇。

脊骨神经放射学建立在传统放射诊断基础上，但要求更高，观察内容更为精细，要求放射科出具包含更多脊骨神经学的报告内容，观察骨与骨之间微小的变化，为确定治疗提供依据，同时也是进行安全正脊的保障，因为正脊治疗的禁忌证也必须通过放射学检查诊断。

脊骨神经放射学最常用的检查手段仍然是X线检查，电子计算机断层扫描（CT）及核磁共振成像（MRI）检查也越来越多地运用于一些相对复杂的脊柱疾病的检查并获得诊断，为脊骨神经治疗提供影像学依据。

X线、CT是运用X线对人体的穿透并在体内衰减而获得图像，对人体有一定的辐射，但辐射剂量完全控制在安全范围之内，做一次放射学检查所受到的照射剂量大约与乘坐一次飞机所受到的宇宙射线辐射剂量相当，因此，大可不必对放射学检查心存恐惧。核磁共振成像（MRI）检查是利用强磁场、射频及脉冲等复杂技术对人体各部位进行成像，具有较高的软组织对比度，对神经系统、肌肉骨骼系统的显示有较高的清晰度和对比度，且该项检查到目前为止尚未发现在临床环境中有对人体的伤害。

第一节　检查技术：准确发现病变的基础

很多人都有去过汽车4S店的经历，对汽车的检查需要专业人员用设备、仪器判定故障，以确定维修方案及是否进行四轮定位等。是否进行脊柱调整以及怎么调整也需要进行专业检查，我们用到的最常见的有如下检查设备及技术。

一、X线检查技术

中国古代神话中有"千里眼"，可望千里之外，可隔物看人。如今，发达的现代医学实现了这一"神话"，一个仪器即可将人体一览无余。DR又称直接数字X线摄影，是指采用X线探测器直接将X线转换为数字信号进行数字化摄影的方法。X线穿过人体后以平板探测器探测，并通过平板探测器后面的电路把模拟信号直接数字化形成数字影像。通过这种技术，医生可以准确地发现病灶，并对症下药。

二、CT检查技术

自20世纪70年代Hounsfield研制成功第一台CT机后，经过不断的更新换代，其结构和性能日益完善和提高，并在后来的疾病诊断中日益显示出它的优越性。CT可用于身体任何部位、组织、器官的检查，其空间分辨力高，解剖结构显示清楚，对病灶的定位和定性诊断较普通X线检查有明显提高，已经成为临床诊断及治疗不可缺少的影像技术。

三、MRI检查技术

MRI检查技术是利用人体内本身的核子在磁场内自旋，经过一系列技术采集所产生的信号，由计算机重建成像的一种成像技术。与其他成像技术相比，MRI具有以下显著特点。

1.无电离辐射，对人安全、无创伤。

2.对神经系统和软组织分辨力极佳，能清楚地显示解剖结构，病变形态显示清楚。

3.多方位成像。

4.多参数、多序列成像，图像的种类根据临床的要求而具有多样性。

5.能进行器官的功能成像和组织生物化学方面的分析。由于磁共振具备上述其他成像技术所不具备的特点，在临床应用方面显示出强大的优势，并得到广泛的应用，是目前发展最为迅速的医学影像技术之一。

四、放射常规检查方法

（一）X线常规检查方法

1.第1、2颈椎——张口正位

影像学用途，观察寰椎与枢椎、寰枕关节、寰枢关节情况。

2.颈椎、胸椎、腰椎——正位、侧位、双侧斜位。

影像学用途，观察脊椎生理曲度、形态、骨质改变、关节、两侧软组织、椎间孔、小关节及椎弓情况。

3.颈椎、胸椎、腰椎——过伸、过屈位（又叫功能位）。

影像学用途，观察椎体滑脱、移位、失稳的情况。

4.骨盆——前后正位。

影像学用途，观察骨盆形态、关节、周围软组织情况。

5.双侧骶髂关节——正位、斜位。

影像学用途，观察骶髂关节间隙、关节对合情况（表4-1）。

表4-1　脊柱摄影体位选择

病　变	首选位置	其他位置
颈椎病	颈椎斜位、侧位	颈椎前后位
寰枢椎病变	第1、第2颈椎张口位	颈椎侧位
落枕	颈椎前后位、颈椎侧位	第1、第2颈椎张口位
颈椎骨折（第1、第2颈椎）	第1、第2颈椎张口位	颈椎侧位
颈椎骨折（下段）	颈椎侧位	颈椎前后位
颈椎结核	颈椎侧位	颈椎前后位
颈部软组织病变	颈椎侧位	颈部侧位
截瘫	相应脊柱段前后位、侧位	
胸椎结核、肿瘤、炎症	胸椎前后位、侧位	
胸椎骨折	胸椎前后位、侧位	胸椎仰卧水平侧位
脊柱侧弯	胸椎前后位、腰椎前后位	
椎体骨软骨病	胸腰椎前后位、侧位	胸腰椎仰卧水平侧位
腰椎结核、肿瘤、炎症	腰椎前后位、侧位	
腰椎骨折	腰椎前后位、侧位	
胸腰椎退行性病变	胸腰椎前后位、侧位	腰椎斜位
腰椎间盘突出	腰椎前后位、侧位	
强直性脊柱炎	腰椎前后位、骶髂关节前后位	腰椎侧位、胸椎前后位

病　变	首选位置	其他位置
腰椎椎弓峡部裂	腰椎斜位	腰椎关节突关节位
脊椎裂	腰椎前后位、骶骨前后位	
腰椎骶化、骶椎腰化	腰椎前后位（包括骶髂关节）	
骶尾骨骨折	骶、尾侧位	骶、尾骨前后位
骶髂关节致密性骨炎	骶髂关节前后位	骶髂关节前后斜位

（二）影像检查注意事项

1.摄影前应主动去除被摄部位异物、辅料及可显示异物。检查前，主动告诉医生近期有无服用高原子序数的药物，是否做过消化道钡餐检查，骶尾椎摄影前应先行排便。

2.被检查时，应该配合医生做好正确的体位，避免过度前屈、后伸或侧弯，避免移动。

3.做CT、X线检查时会有一定的辐射，但是都在安全范围之内。做MRI时，应该主动取出身上的金属异物、卡片及其他医生告知不能带入的东西，应该主动告诉医生有无手术史及其他禁忌证。

第二节　脊骨疾病的影像表现

一、寰枢关节失稳

寰枢关节失稳异常表现（图4-1~图4-2）。

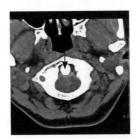

图4-1　寰枢关节失稳的CT表现，齿状突（黑色箭头）右偏移

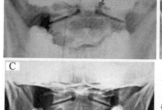

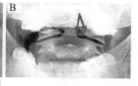

A、B：二例寰枢关节半脱位

枢椎齿状突与寰椎左侧侧块间的距离增大，致使两侧不对称（两例相似）。

C：正常寰枢关节对比

图4-2　寰枢关节

二、脊柱弧度异常

正常脊柱的表现，从侧面观察，脊柱有四个生理弯曲，颈曲、腰曲凸向前，胸曲、骶曲凸向后（如图4-3）。

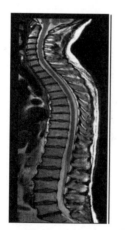

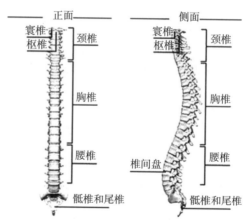

图4-3　脊柱正常生理弧度

分析判断脊椎椎体退变的步骤。

1.分析退变部位与临床症状之间是否有必然联系，如果没有还要继续查明其他原因。

2.判断此退变的程度，以便于以后的治疗。

3.如果退变的部位有错位，那么就可以做正骨治疗。

一般情况下我们可以拍摄正侧位，根据具体情况，比如可以加拍张口位观察寰枢关节错位情况，拍斜位片来观察椎间孔的退变情况；如果伴随颈椎失稳的情况，我们要加拍过伸和过屈的功能位。

以颈椎为例，脊柱弧度异常的四个阶段及其特征（图4-4）。

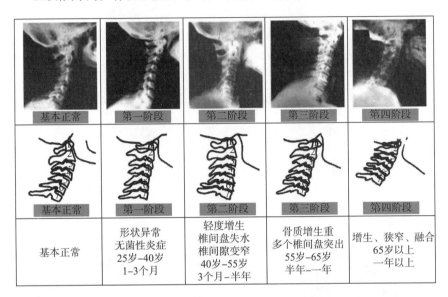

基本正常	第一阶段	第二阶段	第三阶段	第四阶段
基本正常	形状异常 无菌性炎症 25岁-40岁 1-3个月	轻度增生 椎间盘失水 椎间隙变窄 40岁-55岁 3个月-半年	骨质增生重 多个椎间盘突出 55岁-65岁 半年-一年	增生、狭窄、融合 65岁以上 一年以上

图4-4　脊柱弧度异常的四个阶段

颈椎生理弧度变直，如图4-5；生理弧度反弓，如图4-6；腰椎生理弧度变直，如图4-7。

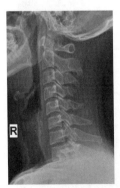 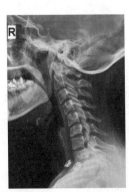 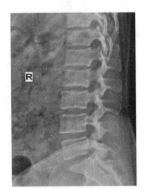

图4-5　颈椎生理弧度变直　　图4-6　颈椎生理弧度反弓　　图4-7　腰椎生理弧度变直

三、脊椎几种侧弯类型

当脊椎某节段有病变出现代偿时可出现生理弓变直、反屈、"S"形弯曲（2个弧度）或过度前屈。脊椎侧弯表现（图4-8）所示，呈"S"形或者"C"形。

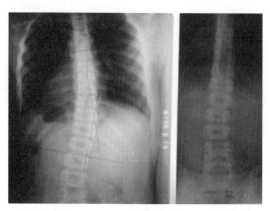

图4-8　脊椎侧弯

几种侧位类型的分析（图4-9~图4-11）。

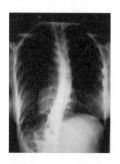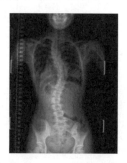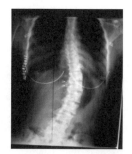

图4-9　脊椎侧弯　　图4-10　S型侧弯　　图4-11　C型侧弯

下图为腰椎左旋及右侧弯畸形（图4-12）：

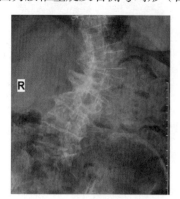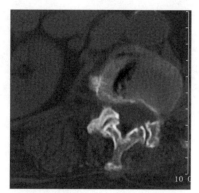

图4-12　腰椎左旋及右侧弯畸形

四、各脊柱移位、滑脱

滑脱的分级：把滑脱部位的下位椎体的上侧面前后分成了四等份（图4-13~图4-14）。

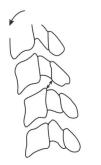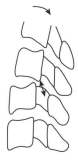

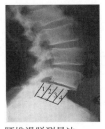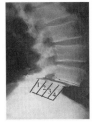

腰椎滑脱测量法
（将下一个椎体分为4度，上椎体向前移动度为滑脱度，左图为1度，右图为2度）

图4-13　脊柱滑脱　　　　　　　　　　图4-14　脊柱滑脱分度

（一）颈椎滑脱（图4-15）

上下椎体就像堆积木一样，并没有摆放端正。

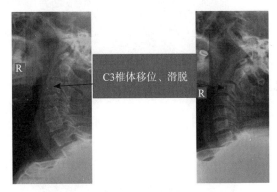

图4-15　颈椎滑脱

（二）腰椎滑脱（图4-16）。

黑色箭头所指腰4椎体向前滑脱。

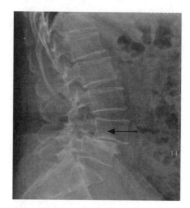

图4-16　腰椎滑脱

五、脊柱小关节错位（包括半脱位、脱位）（图4-17）

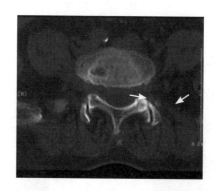

图4-17　腰椎小关节错位

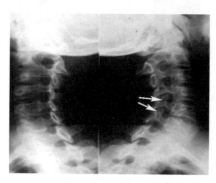

图4-18　颈椎小关节对合不良致椎孔狭窄（右图），正常椎间孔（左图）

　　图上箭头所指，颈椎椎间孔狭窄，椎间孔内有神经通过，会产生相应症状。

六、椎管狭窄

以腰椎为例，下图黑色箭头所指，椎间盘向周围膨出，脊髓及腰椎双侧神经根受压，引起相应症状（图4-19）。

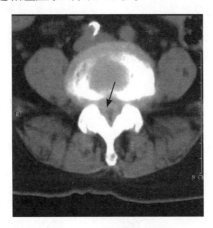

图4-19　腰椎管狭窄

七、骶髂关节错位

1.X光观察要点

双侧骶骨形态、大小比较。

双侧闭孔形态、大小比较。

双侧耻骨支对称性比较，有无前后或上下移位。

双侧髂骨嵴是否等高，其连线是否通过第4腰椎。

骶骨中心线是否与耻骨中心线、尾尖重合。

双侧骶髂关节间隙是否等宽，关节面是否光整。

双侧股骨大粗隆是否等高。

排除骨盆骨折、先天畸形、炎性改变、肿瘤等。

2.正常骶髂关节（图4-20）

图二黑箭头所指，右侧髂骨错位，左侧骨盆较对称升高，引起患者腰骶部疼痛，可以通过脊骨神经手法复位。

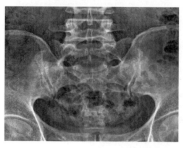

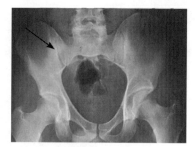

图一　　　　　　　　　　图二

图4-20　正常骶髂关节（左图），骶髂关节错位(右图)

八、头颈结合部、脊柱先天发育异常（图4-21~图4-22）

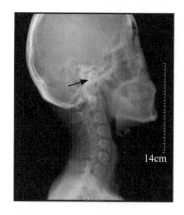

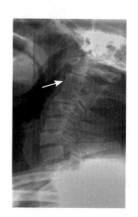

图4-21　颅底凹陷征　　　　图4-22　融合椎

第三节　脊骨医学对禁忌证说NO

必须明确知道脊骨神经医学脊柱手法治疗的目的，是纠正关节受限或关节功能障碍。若就诊时同时发现其他病症，手法治疗不一定会对该病症产生影响。如果患者有这些情况，需转诊或协同治疗。

1.异常情况如齿突发育不全、不稳定齿状突等。

2.急性骨折。

3.脊髓肿瘤。

4.急性感染如脊髓炎、化脓性椎间盘炎和脊柱结核等。

5.硬脊髓膜肿瘤。

6.脊髓或椎管内血肿。

7.脊柱恶性肿瘤。

8.严重椎间盘突出伴有进行性神经缺损体征。

9.上颈椎颅底凹陷症。

10.小脑扁桃体下疝畸形。

11.椎体脱位。

12.侵袭性良性瘤如动脉瘤样骨囊肿、巨细胞瘤、成骨细胞瘤或骨样骨髓。

13.植有内固定或稳定装置。

14.肌肉或其他软组织的赘瘤性疾病。

15.先天性、广泛性活动过度。

16.脊柱失稳体征。

17.脊髓空洞症。

18.不明原因性脑积水。

19.脊髓纵裂。

20.马尾综合征。

需要注意的是，如果植有内固定或稳定装置，虽然软组织手法可能是安全的，但不可使用骨骼手法治疗。在有病理改变、异常的或植入性装置的脊柱相关区域或临近区域，脊柱手法治疗是绝对禁止使用的。

以下为部分不适合做脊骨神经治疗的情况。

1.脊椎先天发育不良、蝴蝶椎（图4-23）

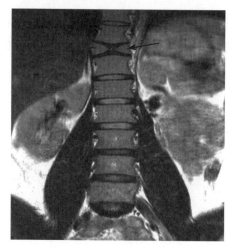

图4-23　胸椎蝴蝶椎

2.齿状突骨折（图4-24）、椎体压缩骨折（图4-25）

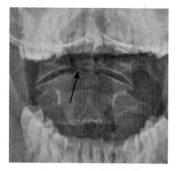

图4-24　齿状突骨折

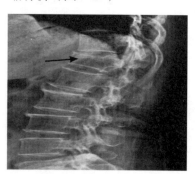

图4-25　椎体压缩骨折

3.椎体结核（4-26）

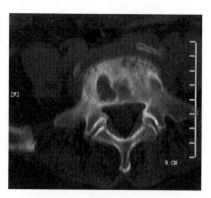

图4-26　椎体结核 骨质破坏

4.椎体肿瘤（图4-27）。

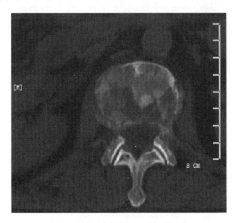

图4-27 椎体肿瘤 骨质破坏

参 考 文 献

［1］赵斌，李萌等.医学影像技术学，人民军医出版社，2006：3

［2］赵斌，李萌等.医学影像技术学，人民军医出版社，2006：4

［3］赵斌，李萌等.医学影像技术学，人民军医出版社，2006：6

［4］赵斌，李萌等.医学影像技术学，人民军医出版社，2006：182

第五章

脊骨神经学的需求：脊柱不能承受之重

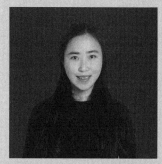

冯万书

在四川奥斯迪康骨医院集团工作十余年，主要从事骨与软组织的健康管理工作，近几年同奥斯迪医院集团的脊骨神经编委会团队致力于脊骨神经医学的科普教育，社会调研，资料收集，案例分析及健康管理工作，对脊骨神经医学的理论体系及实践意义有较深的体会！

第一节　人类生理功能适应社会发展演变的需求

人类从无脊椎动物进化成为脊椎动物，由爬行到直立行走，脊柱经过几百年的演变过程，拥有了直立的功能，只有二百万年的历史。从农耕时代到工业时代再到科技信息时代的社会进程，脊柱承受的负担也逐渐加重。尤其是当今生存发展竞争激烈的信息时代，人人都为科技、通信设备而疯狂，电脑、汽车、手机等长期使用，社会压力的无限剧增导致脊柱问题迅速成为人类健康的头号杀手。

国外有一种流行的说法，就人的寿命来说预测在120岁以上，而脊柱问题会让人的寿命缩短1/3，即各国的实际平均年龄难以超过80岁。

世界知名高尔夫球运动员泰格·伍兹说："我都已经不记得看过多少次脊柱神经医生了，因为他们的治疗同我挥杆一样重要。"

当然，除了运动界人士有强烈的需求外，每个人都可能会遇到各种伤害脊柱的情况，因此，人人皆有需求。

（1）婴儿出生时，如医生用过大的力将婴儿从母亲体中拽出，则极易对婴儿的颈椎造成损害；幼儿成长过程中的不良姿势和不适当的运动，也会对脊椎造成损害。

（2）青少年时期，由于成长快而又极为活跃，最容易对脊椎造成损伤。由于青少年脊椎的柔韧性相当高，这种损伤极具有隐蔽性。进入成年后，繁重的体力劳动或剧烈的、不适当的体育运动也是造成脊椎损伤、退化的重要因素。如果年幼时已有一定的损伤，一般在中年时期会开始有较明显的症状。

（3）老年以后，因为身体机能本身退变，若年幼或青年时期脊柱曾有损伤，那么症状就会越来越明显。

在我们的日常生活中，比较典型的脊柱病及其治疗需求如下。

1.颈椎综合征

头痛、颈部痛、头部转动障碍、手臂发麻、手臂发木、上背部疼痛，经脊椎矫正治疗后，可缓解或终止病症。

2.侧弯症

一般来说，儿童的疗效最佳，成人的疗效则取决于脊椎关节永久性损伤的程度以及治疗的次数和时间。在减少一定侧弯度的水平上，保健性的维持则会有相当好的结果，可以避免进一步的侧弯和驼背。

3.腰痛

一般以第5腰椎、骶、髂关节等部位最为频繁，进一步的恶化就会造成椎间盘突出。前者伴随压迫神经的情况较后者少，故疗效较理想，恢复也比较快。后者以椎间盘的非开放性突出较为好治，这也取决于突出的程度，而开放性突出则较难治疗，严重的以手术治疗为佳。

4.保健性治疗

这是相当重要的。当人们自以为没有任何脊椎毛病的时候，症状的发生可能已经到了临界程度了。由于这种脊椎半脱位的隐蔽性，一个有相当程度半脱位情况的患者，会因为生活舒适，没有突发性的外因刺激（如车祸、摔伤等）而察觉不到自己的病况。这样一来，半脱位所造成的骨性关节炎可以在几十年的寻常生活中缓慢发生，而身体在关节炎的发展中不断地适应关节变化，偶然有症状发生，又常常会以为不过是由于年龄的增大而引发的正常的、必然的现象，而意识不到保健的重要性。这正是我国五十岁以上人群组中，脊椎及其相关疾病的发病率达80%以上的原因。在美国，这也是矫正医师常常面对的一个问题。

但是，凡经过长期按时治疗的患者或长期按时进行脊椎矫正保健的人，X线所显示的脊椎退化受到非常明显的控制。不论年龄大小，理想的治疗加以适当方式的工作、锻炼和生活，可以完全控制脊椎的进一步退化。

5.急性损伤

主要由车祸、摔伤和搬运重物造成，治疗的效果一般都很好。治疗时间的长短主要取决于损伤的程度以及脊椎退化的水平。以"Dong Chiropractic Center"的病例来看，一般在两个月内可以完全康复。

第二节　医学界对脊骨神经医学的认可及需要

这个话题，首先从两方面讲解。

一、脊骨神经医学相对于其他学科的优势

脊骨神经医学有如下诊疗优势。

1.安全性。

2.客观性。

3.无痛性。

4.非侵入性。

5.不用打针、吃药。

6.无不良反应。

7.适宜人群广。

8.诊疗环境可移动。

9.诊疗时间短。

10.其他。

目前，国外先进的诊断方法、科学的治疗手段不断涌现，不仅提高了疗效，而且缩短了疗程，降低了治疗成本。脊骨神经医生在初诊时，会对患者进行详细的问诊、身体检查、脊骨检查、神经检查和骨科试验（ORTHOPEDIC TEST），还会结合X光照片或血尿常规检查，做出正确诊断；如有必要还会应用CT、MRI或B超确诊。因为脊椎矫正术引发恶性反应的概率非常低，所以与普通的按摩和外科脊椎手术相比，由专业脊骨神

经科医生进行的脊椎矫正术可以说是极为安全的。

国外的研究指出，在实施脊椎矫正和颈椎矫正术时，有可能发生脑血管意外，实施腰椎矫正术时也可能发生马尾综合征，但发病的概率非常低。据国外有关文献显示，因脊骨矫正术治疗而产生脑血管意外的比例为每1000万个中有5~10个，而这5~10个患者中只有一半是有生命危险的；而产生马尾综合征的比例为每1亿人中有1个。这相对于患者因吃消炎药而产生肠胃出血致死亡，及做腰部手术而死亡的比例是极低的，因为用脊椎矫正治疗颈和腰、背痛的意外是前者的1/200，是后者的1/800。

由于脊柱矫正术在教学过程中注重解剖学和X线学，为脊柱的手法矫正奠定了坚实的基础，使之有效而安全。其安全程度根据全美脊椎矫正协会的统计，发生死亡和瘫痪病例的概率为四百万分之一。

二、关于脊骨神经医学诊疗的费用比较

以发病率最高也最被人认知的腰椎间盘突出症举例，国外西医治疗腰椎间盘突出症的方法大致可分为非手术治疗和手术治疗，而脊骨神经矫正术就是美国常用的非手术治疗法的一种。国内目前治疗腰椎间盘突出症的方法一般是手术治疗和机械复位，往往费用昂贵、疗效不好、治疗风险高。比如，国内手术治疗腰椎间盘突出症，收费在10000~15000元人民币，还不包括手术后的复健费用，而且手术治疗风险相对较高、恢复期长、费用昂贵，大多数患者难以接受；再如，目前有些昂贵的椎间盘复位机，复位一次收费在2000~2500元人民币，一个疗程包括住院大约花费8000~9000元。根据广州某些医院的有关医生透露，腰椎间盘突出只做一次复位治疗，不一定能使症状全部消失，"一次复位就行"的说法其实是不科学的。如果采用脊骨神经医学的治疗方法，既不用手术开刀也不用打针吃药，一个疗程只需花费600~1000元人民币（按目前中国市、区医院的收费标准计）；痛苦少、费用低、疗效快，而且在急、慢性期都可应用；一般患者在治疗一至两个疗程，花费1000~2000元便可治愈。

三、关于脊骨神经科诊疗的有效性论证

外国医学界有这样的研究发表："脊骨神经矫正术在治疗腰背痛方面比一般西医的治疗更安全有效并合乎经济效益，临床治疗的效果显示，患者对于脊骨神经矫正术治疗腰背痛的效果非常满意"，"急性腰背痛、行动受限制达两三天之久者，以及慢性和复发性腰背痛和功能受限制等情况下，均可接受手疗医学法脊骨矫正治疗"，"对于颈痛和头痛者，颈关节活动和矫正有可能在短期内发挥治疗作用"，而且"颈椎矫正术能有效地医治源自颈部的头痛和压力性头痛"。

曾有这样一项研究，用于描述脊骨神经医学的诊疗效果。

把63位年龄介于8岁~55岁的腰部疼痛病患，分别接受脊骨矫正、按摩、肌肉电刺激及护腰带四组治疗方式，效果比较如下（图5-1）

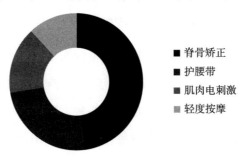

■ 脊骨矫正
■ 护腰带
■ 肌肉电刺激
■ 轻度按摩

图5-1 效果对比图

结果发现脊骨矫正对腰痛的治疗效果最好，它的效果比护腰带好一倍，比肌肉电刺激好两倍，比轻度按摩好四倍。由此研究得知，脊椎矫正术治疗腰痛效果大于其他方法，当然并没有由开刀所引起的危险性。

脊骨矫正效果的好坏究竟如何呢？当然也视个体差异有所不同。

首先，与年龄有关。依年龄不同，矫正效果不同。年纪愈轻，效果愈快；年纪愈大，脊骨附近的肌肉韧带等软组织愈僵硬，矫正效果愈慢。

其次，与神经压迫时间有关。神经压迫时间愈短，则矫正效果愈好；神经压迫时间愈长，会使附近组织构造形成钙化现象，则矫正效果较慢。

再次与个人工作情况有关。工作较轻松者，矫正效果较好；较需使用

脊椎负担工作者，矫正效果较慢；适当的运动可增加治疗效果。

最后，与个人姿势习惯有关。如站姿、坐姿及蹲下拾捡重物的习惯，与矫正效果有关；不良姿势习惯者，矫正效果较慢。

第三节　脊骨神经医学被公认的学术地位

从美国健康行业来看，医学产业有七个各自独立、具有诊断权的类别。

1.西学。

2.脊骨神经医学。

3.美国传统骨学。

4.牙科。

5.视光医学。

6.自然医学。

7.足科医学。

脊骨神经医学被称为美国的第二医学，由此可见该学科对人类健康的重要性。

全美有7万名美式整脊师，平均每4000人中就有一名整脊师，遍布全美。脊骨神经医生一般都是第一线的医疗人员，他们大都在美国、加拿大、英国及澳大利亚等地接受大学专业的教育和培训，其中许多毕业于脊骨神经医学院，并拥有博士学位。

目前全世界已有90多个国家流行这个专业。日本，韩国，我国的香港、台湾等都早已有了这个专业，并且成立了学会，有了相应的立法。

在国内，脊骨神经医学近年来也如燎原之势迅速发展，美国生命大学已先后与我国著名学府清华大学、国家体育局等机构达成合作。

因此，我们应在祖国全面推广和发展脊骨神经医学，把国外的新观点、新理论、新技术全面真实地介绍给中国的医学院校和医院，结合祖国传统医学之优势，使两者相辅相成，与医疗同行并肩为伍、努力协同，让大家的脊柱处于脊柱矫正医师的监控之下，定期保养，做到未病早防、有病早治，以早日实现国家十二五规划以及更长远的健康产业发展规划，真正做到促进人类健康的目标。

脊骨神经医学的社会需求究竟有多大呢？通过以下分析便可知道。

权威研究表明，我国汽车数量已有10380万辆，驾车人员超过15000万人；我国拥有电脑人数到2010年底达2.3亿；我国在册的公务人员已达4240万人；办公白领阶层人数已达上亿人。这些人员中80%以上都有颈腰不适症，再加上老年人，从事重体力活的工人、农民，还有在校的青少年，保守估计由于脊椎而引起相关疾病的人数最少也应该在3亿人以上。按3亿脊柱亚健康人群计算，若每人都需要脊柱保健，保守统计因脊柱问题带来的经济损失每年将有千亿元人民币。据统计，美国约有1/4的人患有这些病痛，每年仅在治疗方面要花费数十亿美元，它给人们的生活带来了极大的不便。

虽然脊柱被称为人体的第二生命线，然而人们对于脊柱健康的关注与平时人们花精力、时间保养牙齿、皮肤、体型相比还远远不够。这一点我们可以从以下中数据中看到。

1.据北京、上海按摩院调查统计，不同人群脊柱问题发病率为：高知分子、政企领袖为80%以上；60岁以上老年人群为90%以上；中年人群为0以上。

2.中国儿童发展中心统计，我国儿童脊柱侧弯症的发病率高达20%。

3.曾对某小区的5所小学1500名小学生进行了脊柱状况普查，结果显示，脊柱不健康的孩子高达68.8%，其中10%做了拍片检查，最轻的脊椎侧弯也有5～6度之多。

4.据北京中医药大学统计，80%出现头痛、背痛、腰痛和手脚麻木的成年人，实际是源于儿童时期的脊椎异常。

5.美国脊椎矫正协会统计：30岁以上的人口中，脊椎骨退化的比例占1／3以上；70岁以上的老人都有退化现象；而在18万卧床或坐轮椅的患者中，这一现象更为严重。

由于脊骨神经医学治疗范围广，包括以上提及的婴儿、孕妇、老年人、运动员、军人，以及车祸、摔伤及慢性的退行性病变患者都可以用到。该学科既是一门治疗脊椎病的专科，也是脊椎保健的主要手段。

尾声：我们努力的方向

从某种意义上来说，当代传统医学的成熟应当是与医学科学全面结合的同时又保证自己的特性。科学系统在传统医学系统中只占一部分，两者不是对立的。可以说，脊骨神经医学打破了西医在各国尤其是欧美国家一统天下、一支独尊的地位，弘扬了传统医学的哲学理念，标志着传统医学在充实科学基础理论后重新步入了医疗界的主流。

今天，越来越多的传统医学注重科学基础的充实，西医中也有越来越多的人重视传统医学的理念。未来的医学界应当是医学科学与传统医学共存共荣的局面，这是人类健康的需要，是未来的方向。

朋友们，当今社会上民众的脊椎病已经越来越多，脊柱作为我们的第二生命线，它承受着不可承受的生命重担，因此我们呼吁大家保护脊柱健康、新的理念和新的健康产业服务也呼之欲出。一个全面关注脊椎健康，发展独立的脊椎专业的时代即将来临！让我们抛弃狭隘的学术观念，克服脊椎病魔不可胜的畏惧，投入到全面开展脊椎病防治的潮流中来吧！这是历史赋予我们的责任！

奥斯迪医院集团简介

　　奥斯迪医院集团总部（原名四川康骨医院）地处成都市二环路西一段106号，始创于2000年3月，是一家以投资、管理、经营医疗健康产业的现代化企业公司。公司总部位于四川成都，公司旗下设有四川奥斯迪康骨医院有限公司、长沙利慈医院有限责任公司、北京东苑中医医院有限公司、四川蓝海康骨股份有限责任公司及成都高新奥斯迪骨科医院有限公司等五家公司，主要在全国区域开展微创骨科、外科、内科、急诊科等医疗投资合作业务。公司下属的医院均以独特的骨科微创技术加中药治疗方法，治疗骨与软组织疾病。公司总院及下属的医院拥有床位600张，修建中的四川奥斯迪医院一期床位设置800张；拥有国内外先进医疗设施，具有高水准医疗技术，科室齐全，开展各类技术成熟的

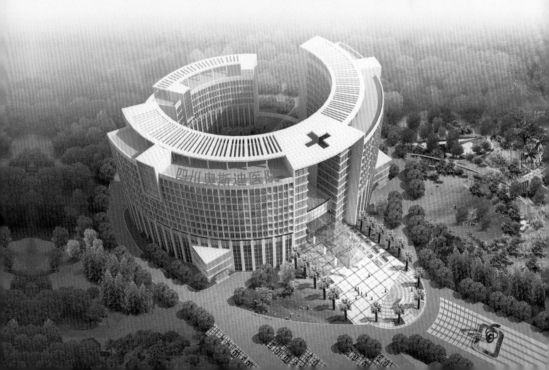

大型手术。现有职工500余人，人员配置、结构合理，能满足患者多层次的医疗服务需求。

自建院以来，曾20余次受到中央电视台国际频道《让世界了解你》栏目、《中华医药》栏目、科技频道《人物》栏目、《健康之路》栏目、军事频道《和平年代》、《中国武警》栏目邀请参与健康访谈节目，产生了良好的国际影响。在科研技术方面多次获国家科技局成果奖及四川省科技厅重点科技项目，2004年、2006年、2015年分别出版《针刀治疗颈源性眩晕》、《实用针刀术》、《别让不懂脊骨神经医学知识耽误了您》三部专著。

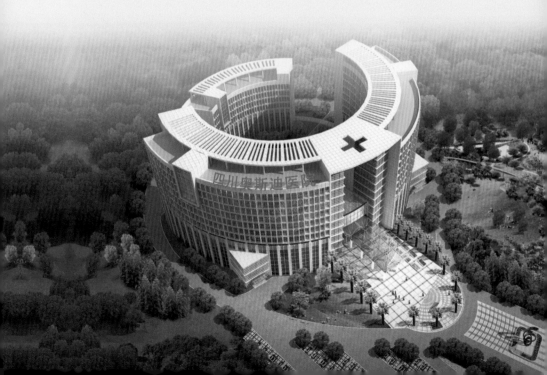

"续断舒经活血止痛膏" 介绍

【规　格】5贴一盒　每贴长宽为16CMx12CM

【使用范围】祛风除湿、活血通络、温阳止痛。用于颈椎病、腰 椎间盘突出、肩周炎、坐骨神经痛、关节疼痛、陈旧性软组织损伤、腰肌劳损等疾病。

【使用方法】将疼痛处洗净擦干，揭去防粘层，贴于相应疼痛部位，寒冷季节文火加热即贴，每帖使用8-12小时，换帖间隔4-8小时。

【产品优势】

1.央视推荐专家祖传精方，治疗效果显著；

2.一盒5贴，独立包装，方便携带。

感恩父母

让父母的步伐不在蹒跚

随着年龄变大骨密质逐渐变薄，骨松质的骨小梁逐渐变细减少，容易得各种骨骼疾病，影响生活质量。

关爱白领健康

让办公室员工不再为疾病影响工作

现在人们肩颈腰痛的发病率越来越高，呈逐年上升的趋势，发病年龄也逐步年轻化，其实大多数的腰痛都是不合理的生活习惯造成的，或者工作的不良姿势，所以很多腰痛是职业病如白领一族、司机及电脑工作者，很多人都有肩颈腰痛的经历。

关心劳动者
让骨骼疾病远离辛勤的劳动者

经常运动，做体力活，非常辛苦，超负荷劳动影响骨骼健康引起骨骼疾病，导致，工作不能正常进行，影响经济收入，带来贫穷。

给消费者带来的好处

驱风散寒：

能最大限度地驱风散寒，
祛除体内寒气，调整人体的阴阳平衡，治病防病或减轻症状，并为秋冬储备阳气，使以往冬季反复发作的疾病减少复发。

调动阳气：

有利于调动阳气，并且腠理疏松，经络气血涌盛，有利于药物的局部

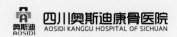

吸收。膏药作为中医"内病外治"的疗法，药物直接贴于患处药性可透过皮毛腠理由表入里，通过热力更能将药物渗透到病灶达到治疗的目的。

驱逐体内寒邪：

运用在外界环境阳气最盛时借助温阳药物得以驱逐体内寒邪，振奋阳气起到治病防病的作用。

扫一扫，添加四川奥斯迪康骨医院微信公众号

咨询专线：4006-088-999、028-87059333

网　　址：www.aosidi.com.cn

地　　址：四川省成都市二环路西一段106号

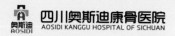
▶ 膏药图片展示

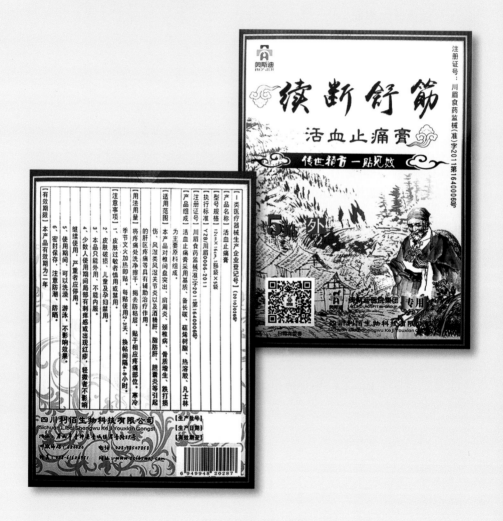